でる兄無双の東洋医学概論！

よく出るぜ！ここがポイント

あん摩マッサージ指圧師、はり師・きゅう師
国家試験対策問題集

原田晃

お茶の水はりきゅう専門学校 副校長

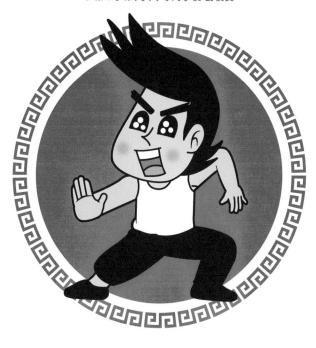

医道の日本社

はじめに

　やあ、みんな！　俺は「でる兄」だ！　勉強ははかどってるかい？　今回は皆からのご要望に応えて東洋医学概論の内容を問題集にしてみたぜ！　東洋医学概論って、鍼灸師やあん摩マッサージ師になるためには凄く重要な教科だけど、苦手な人が多いんだって⁉　確かに、東洋医学概論は、解剖学とか生理学みたいな西洋医学の科目と人体のとらえ方が全然違うから混乱しちまうよな？そして何より東洋医学概論は勉強する内容が凄く多くて何をどう覚えていいか分からないよな？　凄くよく分かるぜ！

　でも安心してくれ。前作の「でる兄　魂の解剖学」と同様に、国家試験の問題を細かく分析して、出題頻度の高いところは、「よく出るぜ」の決め台詞で注意を促してあるからポイントが一目で分かるようになってるぜ。また、今回も覚えづらそうな項目や理解が難しそうな項目はイラストを使って、イメージしやすいようにしてあるんだ！　だから、東洋医学概論の国家試験の対策はこの本1冊でバッチリってわけなんだ！　一緒に頑張ろうぜ！

　えっ？　何で今回、俺がカンフー服を着ているのかだって？　いい質問だぜ！　一般的にカンフーは、少林拳や太極拳などの中国武術を表す言葉なんだけど、本来、カンフー（功夫）は、練習・鍛錬・訓練の蓄積、また、それに掛けた時間や労力を意味する言葉なんだ！

　だからみんなにはこの「でる兄　無双の東洋医学概論」を使って、力の限り時間をかけて勉強して欲しいんだ！　国家試験の勉強に限っては、必ず努力は報われるからな！

　最後に、この本を手に取ってくれたみんな、この本を書く機会を与えてくれた医道の日本社様、そして本の構成・作成に当たり尽力してくださったたくさんの方々、特に監修を担当してくださった大﨑正枝先生に心から感謝するぜ！

お茶の水はりきゅう専門学校　副校長

原田　晃

登場キャラクターの紹介

でる兄

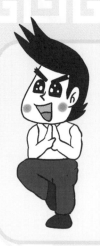

医療系国家資格（鍼灸師・あん摩マッサージ指圧師免許）を持つ熱い心を持った男、いや漢。カンフーを通して人生練磨に余念がない。本文中に登場し、「**よく出るぜ**」の決め台詞とともに国家試験に頻発するポイントを教えてくれる。また、イラストのページにもたびたび登場し、熱い言葉でいろいろとアドバイスをしてくれる。横浜出身。

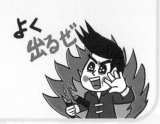

明白（みんぱい）

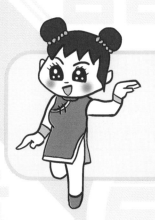

チャイナ服に身を包む女の子。「明白（みんぱい）」とは北京語で、日本語に訳すと「分かった！」という意味。東洋医学が大好きで、みんなが「分かった！」となるように難しい用語などを優しく解説してくれる。趣味は太極拳と飲茶屋さん巡り。上海出身。

ゴロツキ

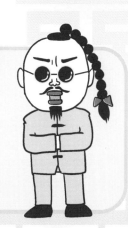

謎の中国人。辮髪にカンフー服…。見た目はかなり厳ついが、身体の半分は「優しさ」、もう半分は「思いやり」でできている。アジトで捨て猫を24匹養っている。本書では暗記が難しい項目に登場し、「ゴロゴロファイヤー」という大技を繰り出し、「ごろ合わせ」をみんなにお見舞いする。九龍半島から香港島まで泳いで渡ったことがある。香港出身。

もくじ

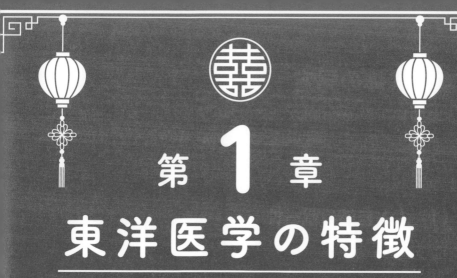

第 **1** 章
東洋医学の特徴

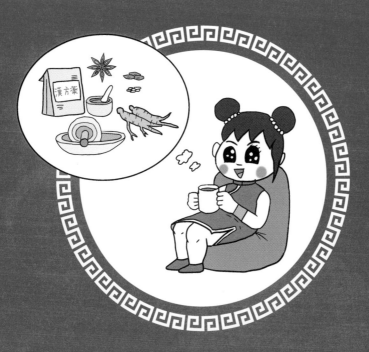

DERUNII
MUSOU NO
TOUYOUIGAKUGAIRON!

1. 人体の見方

問題001：人体の見方に関して、以下の空欄に言葉を入れて文章を完成させよ。

- 東洋医学において、人体の組織・器官は個別に機能するものではなく、全体を一つの有機体としてとらえる考え方を（整体観念）という。

（1）人と自然の統一性

1）天人合一思想

問題002：天人合一思想に関して、以下の空欄に言葉を入れて文章を完成させよ（図1-1）。

- 天人合一思想は（天人相応）ともいう。
- 人（小宇宙）は自然（大宇宙）の一部であり、人の中にもまた自然が存在すると考える。
- 自然界の現象も、人体の生理・病理、（疾病）の発生も同じ法則に従って起こると考える。

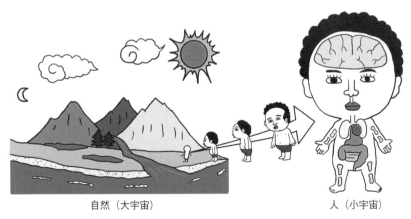

自然（大宇宙）　　　　　　　　　　人（小宇宙）

天人合一思想：
人（小宇宙）は自然（大宇宙）の一部であり、人の中にもまた自然が存在すると考える。

■図1-1　天人合一思想

2）陰陽学説

問題003：陰陽学説に関して、以下の空欄に言葉を入れて文章を完成させよ。

- あらゆる事象を陰と陽という（対立）する概念で分類し、その関係性を理論化したものである。
- 陰陽の分類は絶対的なものではなく、（相対的）なものなので、（無限）に分類することができる。

3）五行学説

問題004：五行学説に関して、以下の空欄に言葉を入れて文章を完成させよ。

- 自然界や人間の属性・現象を（木<small>もく</small>）・（火<small>か</small>）・（土<small>ど</small>）・（金<small>こん</small>）・（水<small>すい</small>）の5つの性質に分類して、その関係性を考えるものである。

（2）虚実と標本

問題005：診断に関して、以下の空欄に言葉を入れて文章を完成させよ。

- （虚実<small>きょじつ</small>）と（標本<small>ひょうほん</small>）は東洋医学の診断において重要である。

1）虚実

問題006：虚実に関して、以下の空欄に言葉を入れて文章を完成させよ。

- 虚とは身体の（精気）の不足、機能の低下を意味する。
- 実とは（邪気）が旺盛、または生理物質が（停滞）した状態を意味する。

2）標本

問題007：標本に関して、以下の空欄に言葉を入れて文章を完成させよ。

- 本とは病の（本質的）な病態を指すものである。
- 標とは病の結果、表に現れる（症状）のことである。

（3）個に対する医療

問題008：個に対する医療に関して、以下の空欄に言葉を入れて文章を完成
させよ。

- （証）とは病の本質を表し、治療方針を示すものである。
- 証に従って治療を行うことを（随証）療法という。
- 東洋医学において診断とは、治療方法の選択を意味し、このことを（診断即
治療）という。

2. 東洋医学的治療

（1）治療論

1）治療原則

問題009：治療原則に関して、以下の空欄に言葉を入れて文章を完成させよ
（図1-2）。

- 東洋医学の特徴として、（治未病）（未だ病まざるを治す）という概念がある。
- 治未病の考え方には、疾病の発症を予兆で知り、（予防）するというものが
ある。
- 治未病の考え方には、発病しても（早期）に適切な処置をすることで疾病が
重篤にならないようにするというものがある。
- 西洋医学は健康と疾病を、健康でなければ疾病、疾病でなければ健康という
ように、（二元的）にとらえる。
- 東洋医学は健康と疾病を、連続的な変化として（一元的）にとらえる。
- （養生）とは生命を養うことであり、（健康の増進）を図ることである。

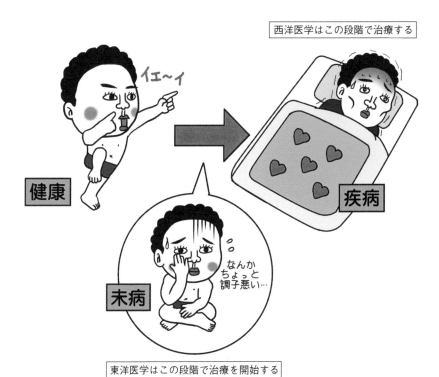

西洋医学はこの段階で治療する

健康

疾病

イェ～イ

なんか
ちょっと
調子悪い…

未病

東洋医学はこの段階で治療を開始する

■図1-2

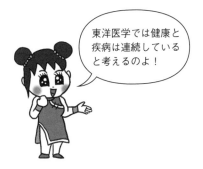

東洋医学では健康と
疾病は連続している
と考えるのよ！

西洋医学
　健康 or 疾病
東洋医学
　健康…未病…疾病

（2）治療法

1）鍼

問題010：古代九鍼に関して、以下の表を完成させよ（図1-3）。

皮膚を（破る）鍼	（鍍鍼） ぎんしん
	（鋒鍼（三稜鍼）） ほうしん　さんりょうしん
	（鈹鍼） ひしん
刺入する鍼	（毫鍼） ごうしん
	（員利鍼） えんりしん
	（長鍼） ちょうしん
	（大鍼） だいしん
刺入せず接触／摩擦する鍼	（員鍼） えんしん
	（鍉鍼） ていしん

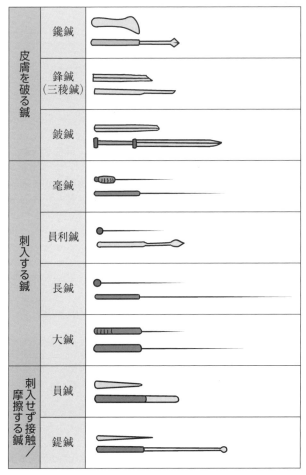

皮膚を破る鍼	鑱鍼	
	鋒鍼 （三稜鍼）	
	鈹鍼	
刺入する鍼	毫鍼	
	員利鍼	
	長鍼	
	大鍼	
刺入せず接触／摩擦する鍼	員鍼	
	鍉鍼	

■図1-3

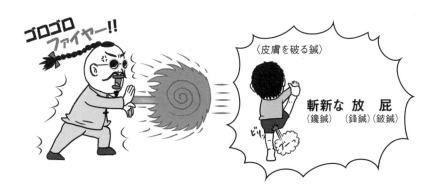

2）導引・按蹻

問題011：導引・按蹻に関して、以下の空欄に言葉を入れて文章を完成させよ。

- （導引）は現在の気功へとつながっている。
- （按蹻）はあん摩の原型とされ、中国では推拿につながっている。

3）湯液（漢方薬）

問題012：湯液に関して、以下の空欄に言葉を入れて文章を完成させよ。

- 東洋医学における薬物療法は（湯液）と呼ばれる。
- （植物）、（動物）、（鉱物）などから作られる生薬を組み合わせた方剤を使用する。
- 患者それぞれの（証）に合わせて処方が決定される。
- （副作用）が生じることもある。

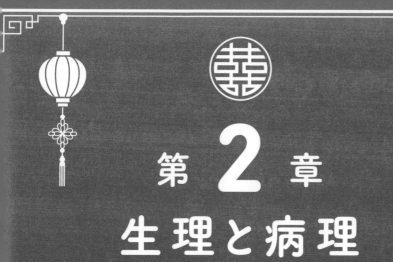

第2章
生理と病理

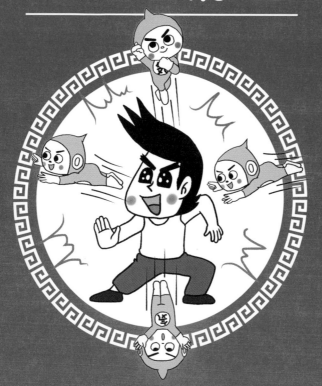

DERUNII
MUSOU NO
TOUYOUIGAKUGAIRON!

1. 生理物質と神

問題001：生理物質に関して、以下の空欄に言葉を入れて文章を完成させよ。

- （精）・（気）・（血）・（津液）は生理活動に関わる基礎的な物質である。
- 人体において、気は（陽）、血・津液・精は（陰）に属す。
- 気を（陽気）、血・津液・精を（陰液）と呼ぶ。
- 広義の神は（生命活動）の総称である。
- 狭義の神は（精神）・意識・思惟活動を主るものとされる。

（1）生理物質（精・気・血・津液）

1）精
①精の生理
問題002：精の生理に関して、以下の空欄に言葉を入れて文章を完成させよ
（図2-1）。

- 精は、父母から受け継いだ（先天）の精と、飲食物から得られる（後天）の
  精が合わさってできる生理物質である。
- 先天の精は（腎）に貯えられ、人体の（成長）・（発育）の源になる。
- 後天の精は（脾胃）の働きにより飲食物（水穀）から得られるため、（水穀
  の精）ともいい、絶えず（腎精）を補充する。
- 腎精に含まれ、生殖に関与する精を（生殖）の精という。
- 成長とともに腎の機能が盛んになると、腎精が充足し（天癸）が産生され生
  殖能力が備わる。
- 精は人体の組織・器官を（滋養）する。
- 精は必要に応じて（気）や（血）に変化する。
- 精が充足することで（神）の機能が維持される。

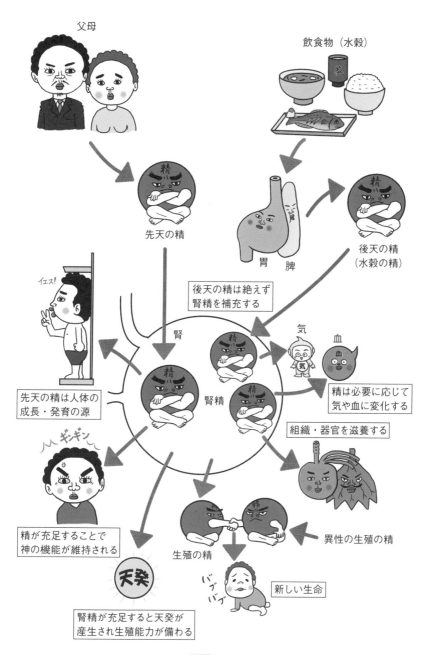

父母

飲食物（水穀）

先天の精

胃　脾

後天の精
（水穀の精）

後天の精は絶えず
腎精を補充する

腎

気　血

イエス！

先天の精は人体の
成長・発育の源

腎精

精は必要に応じて
気や血に変化する

組織・器官を滋養する

ギンギン

精が充足することで
神の機能が維持される

生殖の精

異性の生殖の精

天癸

バブバブ

新しい生命

腎精が充足すると天癸が
産生され生殖能力が備わる

■図2-1

11

②精の病理

ア．精虚

問題003：精虚に関して、以下の空欄に言葉を入れて文章を完成させよ。

- 精虚とは、腎精が不足した病態で（腎精不足）と同義である。
- 精虚の原因は食生活や性生活の乱れ、長患い、（過労）、体質、大量の（出血）・（発汗）などである。
- 精虚の症状としては、発育不良、（不妊症）、（陽萎）、（早老）、耳鳴、難聴、倦怠感などがあげられる。

2）気

①気の生理

ア．気の化生

問題004：気の化生に関して、以下の空欄に言葉を入れて文章を完成させよ（図2-2）。

- 気の化生には（肺）・（脾）・（腎）を中心に多くの臓腑が関わる。
- 腎に貯蔵された先天の精から（先天の気）が化生される。
- 先天の気は（原気（元気））とも呼ばれる。
- 飲食物から得られる（水穀の精微）から（後天の気）が化生される。
- 後天の気は（水穀の気）とも呼ばれる。

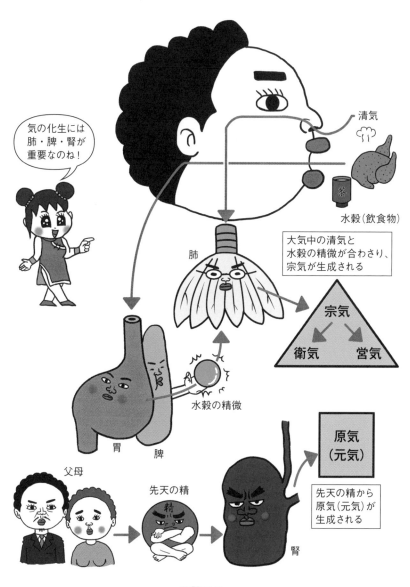

清気

水穀（飲食物）

大気中の清気と
水穀の精微が合わさり、
宗気が生成される

気の化生には
肺・脾・腎が
重要なのね！

肺

宗気
衛気　営気

水穀の精微

胃　脾

父母

先天の精

精

原気
（元気）

先天の精から
原気（元気）が
生成される

腎

■図2-2

13

イ. 気の作用

問題005：気の作用に関して、以下の表を完成させよ（図2-3）。

作　　用	詳　　　　細
（推動）作用	• 人体の成長、臓腑などの生理活動を（促進）する作用 • （血）・（津液）・（精）などを推動する作用
（温煦）作用	• 人体の組織・器官を（温める）作用
（固摂）作用	• 生理物質や臓器を正常な場所に（とどめる）作用 • （血）の脈外への流出、（津液）の過度な排泄、（精）の不要な漏出を防ぐ作用
（防御）作用	• （外邪）の侵入を防ぐ作用 • 侵入した外邪に（対抗）する作用
（気化）作用	• 生理物質を（相互転化）する作用 • 飲食物から（気）・（血）・（津液）・（精）への化生作用 • （排泄物）や汗などを生成する作用

推動作用	温煦作用
人体の成長、臓腑などの生理活動の促進、血・津液・精などを全身にめぐらせる作用。 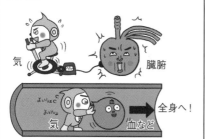	組織・器官を温める作用。 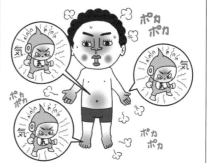
固摂作用	防御作用
生理物質を正常な場所にとどめ、不要な流失を防ぐ作用。 （固摂作用の一例） 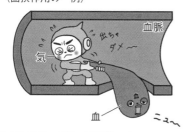	外邪の侵入を防ぎ、また侵入した外邪に対抗する作用。 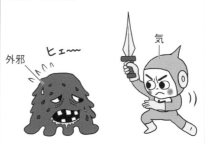

気化作用	
飲食物から生理物質への化生作用、生理物質を相互転化する作用、排泄物などを生成する作用。 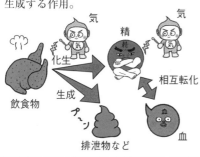	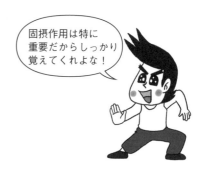 固摂作用は特に重要だからしっかり覚えてくれよな！

■図2-3

15

ウ. 気の運動

問題006：気の運動に関して、以下の空欄に言葉を入れて文章を完成させよ（図2-4）。

- 気の運動を（気機）という。
- 気機には（昇）、（降）、（出）、（入）という方向性がある。
- 気機は人体の（新陳代謝）を促進させる。

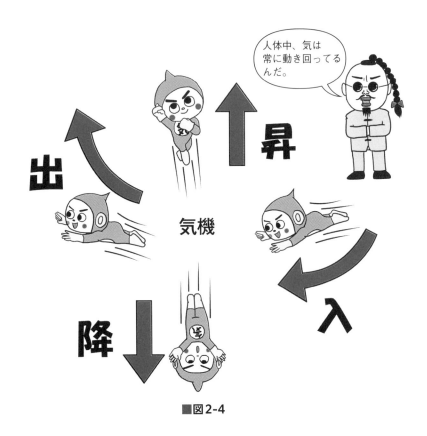

■図2-4

問題007：気の分類に関して、以下の表を完成させよ（図2-5）。

源による分類	機能による分類	特徴・働き
先天の気	（原気（元気））	• （臍下丹田）に集まる。 • （生命活動）の原動力となる。 • 先天の精を源とし、（先天の気）ともいう。 • （三焦）を通り全身に分布する。
後天の気	（宗気）	• 飲食物から得られる（水穀の精微）と呼吸から得られる（清気）が合わさり化生される。 • （胸中）に集まり心肺の活動を支える。 • 呼吸を推動するため、（発声）に関わる。 • 血を推動するため、（心拍動）に関わる。
	（営気）	• 豊かな（栄養分）を持つ。 • （血）の一部として（脈中）に入り、組織・器官の活動を支える。
	（衛気）	• 水穀の（悍気）ともいう。 • （血脈内）に拘束されず、全身に分布する。 • （外邪）の侵襲を防ぐ。 • 全身を（温め）体温を維持する。 • （腠理の開闔）により発汗をコントロールする。
その他の気	（臓腑の気）、正気、邪気、精気、清気、濁気など。	

※腎精から化生された（原気）は三焦を通り五臓に分配され、分配された臓に応じて（肝気）・（心気）・（脾気）・（肺気）・（腎気）として、各臓の生理機能を発揮する。

原気（元気）	宗　気
先天の精から化生され、臍下丹田に集まる。三焦を通り全身に分布し、生命活動の原動力になる。 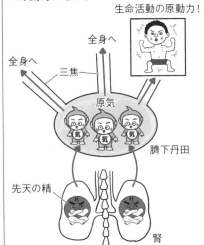	水穀の精微と清気が合わさり化生される。胸中に集まり心肺の活動を支える。 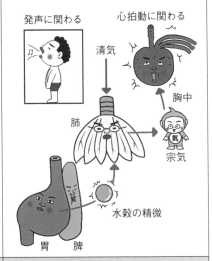
営　気	衛　気
営気は津液と合わさり血となる。血の構成成分として脈中に入り、組織・器官の活動を支える。 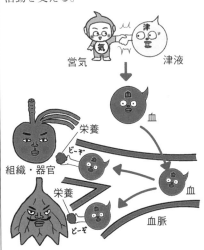	血脈内に拘束されず、全身に分布する。外邪に対抗したり、全身を温めたり、腠理の開闔を調節したりする。 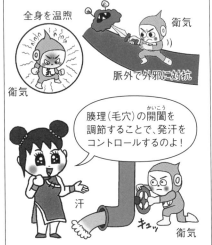

■図2-5

②気の病理

問題008：気の病理に関して、以下の表を完成させよ（図2-6）。

気の不足による病態（虚証）	気虚 （き きょ）	病態	・気の量が（減少）した状態
		原因	・飲食物の（摂取不足）、大病、（過労）など ・気を化生する（臓腑）の機能低下
		症状	・倦怠感や（無力感）、（眩暈）、（息切れ）、（自汗）、懶言、易感冒など
	気陥 （き かん）	病態	・気虚に気の（上昇）不能が重なった状態
		原因	・慢性的な（気虚）、過労、多産、産後の不養生など
		症状	・気虚症状に、内臓下垂、慢性の（下痢）など
	気脱 （き だつ）	病態	・気虚が極限まで（悪化）した状態
		原因	・慢性的な（気虚）、極度の過労、大出血や激しい嘔吐など
		症状	・浅い呼吸、（失神）、顔面蒼白、四肢の冷え、強い（自汗）など
気の滞りによる病態（実証）	気鬱・気滞 （き うつ）（き たい）	病態	・（気機）が鬱結した状態で、軽度なものを（気鬱）、気鬱が発展したものを（気滞）という。
		原因	・過剰な（情志）の変化により気機が鬱結する。 ・（邪気）により気の流れが滞る。
		症状	・（脹痛）、胸悶、（胸肋部痛）、（腹部膨満感）、（喉のつかえ感）、（抑鬱感）、イライラなど
	気逆 （き ぎゃく）	病態	・気の（上昇）運動が過度になり、気が上逆した状態
		原因	・（情志）の失調、邪気による気機の妨害
		症状	・易怒、（頭痛）・（眩暈）、咳嗽・喘息、悪心・嘔吐・噯気（げっぷ）、吃逆（しゃっくり）など

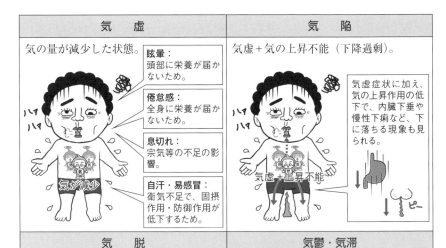

気　虚	気　陥
気の量が減少した状態。	気虚＋気の上昇不能（下降過剰）。

気　虚

気の量が減少した状態。

眩暈：
頭部に栄養が届かないため。

倦怠感：
全身に栄養が届かないため。

息切れ：
宗気等の不足の影響。

自汗・易感冒：
衛気不足で、固摂作用・防御作用が低下するため。

ハァ　ハァ

気が減少

気　陥

気虚＋気の上昇不能（下降過剰）。

気虚症状に加え、気の上昇作用の低下で、内臓下垂や慢性下痢など、下に落ちる現象も見られる。

ハァ　ハァ

気虚＋上昇不能

ピー

気　脱

気虚が極限まで悪化した状態。

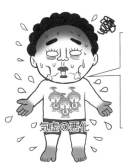

気虚が極限まで悪化し、失神、顔面蒼白、宗気不足で呼吸が浅くなる。また、温煦作用、固摂作用の大きな低下で四肢の冷え、強い自汗が見られる。

気虚の悪化

気鬱・気滞

気機が鬱結した状態。

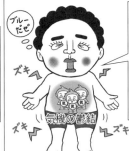

気機が鬱結することで脹痛、不快感が生じる。気の流れが阻害されるので、消化器の働きが阻害され膨満感が起こる。また、気機の鬱結が精神面に及ぶと抑鬱感が現れる。

ブルーだぜ

ズキ　ズキ　ズキ

気機の鬱結

気　逆

気の上昇運動が過度になった状態。

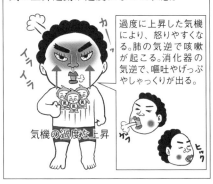

過度に上昇した気機により、怒りやすくなる。肺の気逆で咳嗽が起こる。消化器の気逆で、嘔吐やげっぷやしゃっくりが出る。

イライラ　カーッ

気機の過度な上昇

気滞の症状についてしっかり覚えておいてくれよな！

■図2-6

3）血

①血の生理

問題009：血の生理に関して、以下の空欄に言葉を入れて文章を完成させよ。

- 血は（血脈）中を流れる赤い（液体）で、豊富な（栄養分）を有する。
- 血は（営気）、（津液）、（精）から構成される。

ア．血の化生

問題010：血の化生に関して、以下の空欄に言葉を入れて文章を完成させよ（図2-7）。

- 血は（飲食物）や（精）から化生される。
- 血と（精）は相互に転化する。

イ．血の作用

問題011：血の作用に関して、以下の空欄に言葉を入れて文章を完成させよ（図2-7）。

- 血は組織・器官を（滋養）する。
- 血の滋養作用が十分であると、（顔）には血色があり、（皮膚）や（毛髪）は潤いを保ち、（筋肉）は壮健になり、（感覚）や（運動）が正常になる。
- （神）の維持には、血の滋養が不可欠である。

ウ．血の運行

問題012：血の運行に関して、以下の空欄に言葉を入れて文章を完成させよ（図2-8）。

- 血の運行は（肝）・（心）・（脾）・（肺）などが関連する。
- 血は（心）の機能により全身に送り出される。
- 血脈に送り出された血は（肺）の機能、すなわち（宗気）により推動される。
- （肝）にも血の推動作用（疏泄）があり、肺の機能を補助する。
- 血は気の（固摂）作用により、血脈から漏れ出ないようになっている。
- （肝）には血液を貯蔵することで血液量を調節する作用がある。

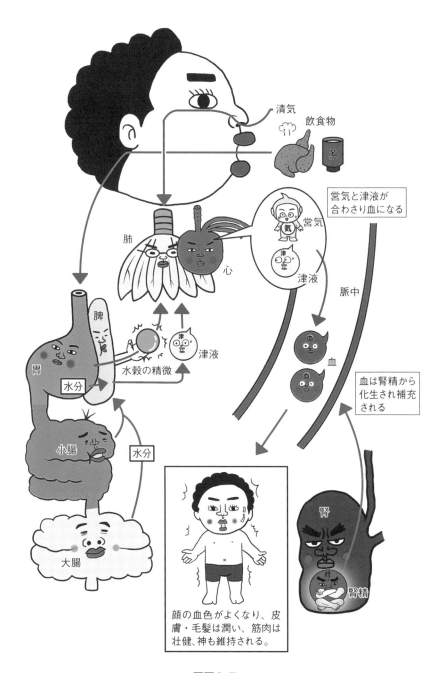

清気

飲食物

営気と津液が
合わさり血になる

肺　心　営気

津液　脈中

脾

胃　水分　水穀の精微　津液

小腸　水分

大腸

血

血は腎精から
化生され補充
される

腎

腎精

顔の血色がよくなり、皮
膚・毛髪は潤い、筋肉は
壮健、神も維持される。

■図2-7

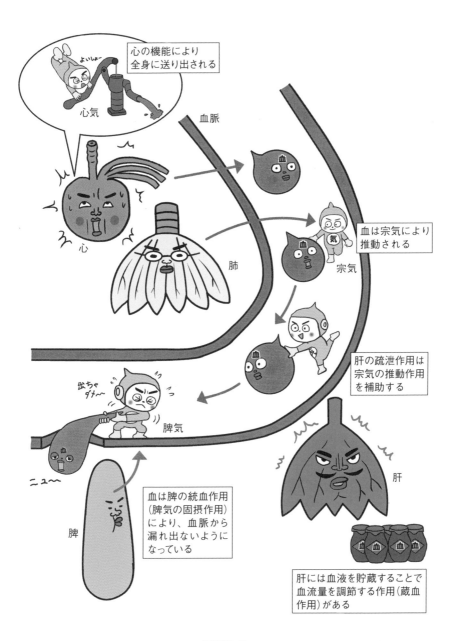

■図2-8

23

②血の病理

問題013：血の病理に関して、以下の表を完成させよ（図2-9）。

血の不足による病態	血虚 （けっきょ）	病態	• 血の（不足）や、血の滋養作用が（低下）した状態
		原因	• 飲食物の（摂取不足）や（脾）の機能低下による血の化生不足 • （過労）による血の消耗 • 外傷、手術、出産などによる（大量出血）
		症状	• 眩暈・（顔面蒼白） • 動悸・（不眠）・健忘 • しびれ・（痙攣） • （目）のかすみ・（視力）減退、（爪）の変形 • 経色淡白・経少・（月経痛）
血の運行失調による病態	血瘀 （けつお）	病態	• 血の運行が（緩慢）であるか、（停滞）した状態 • 滞った血を（瘀血）（おけつ）（病理産物）という。
		原因	• （熱）により血が損傷され、（粘稠）度が増し滞る。 • （寒）の凝滞性が血に及び滞る。 • （気虚）・（気滞）・（血虚）・（痰湿）により血が滞る。 • （打撲）や（捻挫）で、血が血脈から漏出し滞る。
		症状	• 固定痛・（刺痛） • 腫脹・腫塊・（腫瘤） • （紫舌）・（暗紅舌）・（瘀斑）・（皮下出血斑） • （シミ）・（色素沈着） • （肌膚甲錯（きふこうさく）（鮫肌（さめはだ）））・皮膚の（かさつき） • 月経痛・（血塊）
	血熱 （けつねつ）	病態	• 血が（熱）の影響を受けた状態
		原因	• 人体への熱の（侵襲） • 過剰な（情志）の変化 • （辛い）ものや（味の濃い）ものの過食
		症状	• （発熱）・発赤・発疹・痒み • （出血） • （潮熱（ちょうねつ））・（五心煩熱（ごしんはんねつ））・（盗汗（とうかん））・（口渇（こうかつ）） • 心煩（しんはん）・（不眠）・精神不安

血　虚	血　瘀
血の不足、滋養作用が低下した状態。	血の運行が緩慢であるか、停滞した状態。

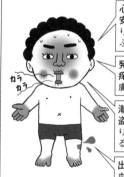

血虚

眩暈・顔面蒼白：頭・顔面の滋養不足。

目・爪の障害：肝血不足で目・爪を滋養できないため。

動悸・不眠・健忘：心血不足による。

しびれ・痙攣：肝血不足で筋を滋養できないため。

血瘀

シミ・色素沈着：血の滞りで皮膚が滋養できないため。

紫舌・暗紅舌・皮下出血斑：血の滞りによる。

肌膚甲錯（鮫肌）：長期間、皮膚を滋養できないため。

腫脹・腫塊：血は滞ると瘀血になり、腫塊を形成する。

固定痛・刺痛：血が滞ると固定痛、刺痛が生じる。

血　熱
血が熱の影響を受けた状態。

血熱

心煩・不眠・精神不安：血熱が盛んになり、心神に影響が及ぶため。

発熱・発赤・発疹・痒み：熱が体内、皮膚に鬱積するため。

潮熱・五心煩熱・盗汗・口渇：熱により、陰液が損傷されるため。

出血：過剰な熱で、血の運行が速くなり、血が血脈からあふれ出すため。

■図2-9

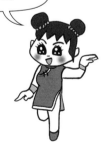

血は気に比べると動きが鈍いから、血瘀では、固定痛や刺痛が生じやすいのよ！国試にもよく出るわ。

4）津液
①津液の生理
問題014：津液の生理に関して、以下の空欄に言葉を入れて文章を完成させよ。

- 津液とは体内の正常な（水液）のことである。
- 津液は（脈外）をめぐり全身に分布するが、一部は脈中にて（血）を構成する。

ア．津液の化生
問題015：津液の化生に関して、以下の空欄に言葉を入れて文章を完成させよ（図2-10）。

- （飲食物中の水分）が（脾）の機能によって吸収され津液になる。

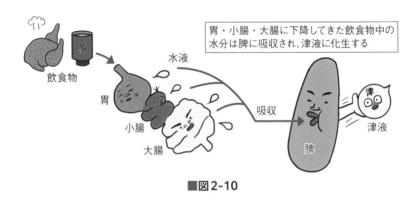

■図2-10

イ．津液の分類
問題016：津液の分類に関して、以下の表を完成させよ。

津	・（さらさら）として動きやすい性質を持ち、（皮膚）・（肌肉）・（九竅）に散布される。 ・体外には（汗）・（涙）・（唾）などとして現れる。
液	・（ねばねば）として流動性が低い。 ・（関節）・臓腑・脳などに注ぎ、潤す。

※津と液は互いに（転化）するため、一般的には津液として論じられる。

ウ．津液の作用

問題017：津液の作用に関して、以下の表を完成させよ（図2-11）。

滋潤する	・体表に散布された津液は、（皮毛）や（肌肉）を滋潤する。 ・九竅に入る津液は、（目）・（鼻）・（口）を滋潤する。 ・関節に入る津液は、関節の動きを（滑らか）にする。
濡養する （じゅよう）	・体内にある津液は、（臓腑）を濡養する。 ・骨・髄に入る津液は、（骨髄）と（髄海（脳））を濡養する。
血脈を満たす	・津液は（脈中）に入り、（血）の構成成分となる。

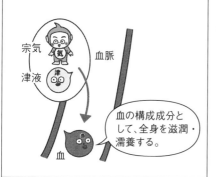
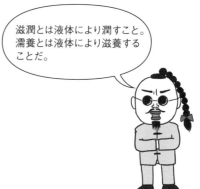

滋　潤	濡　養
皮毛・肌肉や目・鼻・口を滋潤する。また、関節の動きを滑らかにする。	臓腑や骨髄・髄海（脳）を濡養する。

血脈を満たす

脈中で血の構成成分として全身を満たし、全身を滋潤・濡養する。

血の構成成分として、全身を滋潤・濡養する。

滋潤とは液体により潤すこと。濡養とは液体により滋養することだ。

■図2-11

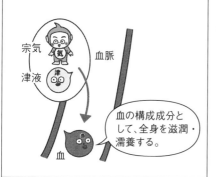
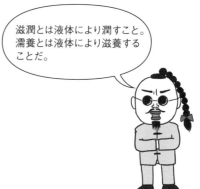

エ. 津液の代謝

問題018：津液の代謝に関して、以下の空欄に言葉を入れて
　　　　　文章を完成させよ（図2-12）。

- 津液の代謝とは（生成）・（輸布）・（排泄）のことである。
- 津液の代謝は（脾）、（肺）、（腎）が重要な役割を担う他、（肝）、（三焦）も関わる。
- 津液は、（脾）の機能により（飲食物）（水穀）から吸収され、（三焦）を通じて（肺）に運ばれる。
- 津液は（肺）の機能により全身に輸布されるが、一部は（汗）として排出される。
- 津液は肺の機能に加え、（肝）の機能の補助で全身をめぐり（腎）に運ばれる。
- 津液は腎の機能により、（不要）なものと（再利用）できるものに分けられる。
- 不要な津液は（尿）として（膀胱）を通じて排泄される。
- 再利用できるものは、（腎）の機能で（肺）に送られ、再度全身をめぐる。

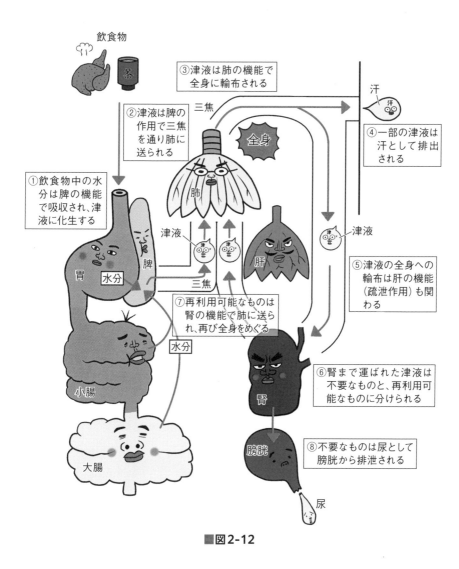

飲食物

③津液は肺の機能で
全身に輸布される

汗

②津液は脾の
作用で三焦
を通り肺に
送られる

三焦

全身

④一部の津液は
汗として排出
される

①飲食物中の水
分は脾の機能
で吸収され、津
液に化生する

肺

津液

肝

津液

胃

水分

脾

三焦

⑤津液の全身への
輸布は肝の機能
（疏泄作用）も関
わる

⑦再利用可能なものは
腎の機能で肺に送ら
れ、再び全身をめぐる

水分

小腸

腎

⑥腎まで運ばれた津液は
不要なものと、再利用可
能なものに分けられる

膀胱

⑧不要なものは尿として
膀胱から排泄される

大腸

尿

■図2-12

②津液の病理

問題019：津液の病理に関して、以下の表を完成させよ（図2-13）。

<table>
<tr><td rowspan="3">津液の不足による病態</td><td rowspan="3">津液不足</td><td>病態</td><td>・津液が量的に（不足）した状態</td></tr>
<tr><td>原因</td><td>・飲食物の（摂取不足）
・過剰な（発汗）や激しい（下痢）
・身体内外からの（熱）</td></tr>
<tr><td>症状</td><td>・（口）や（咽喉）の渇き
・（皮膚）や（髪）の乾燥
・乾燥便や（尿量）の減少</td></tr>
<tr><td rowspan="3">津液の停滞による病態</td><td rowspan="3">痰湿
<small>たんしつ</small></td><td>病態</td><td>・津液が（停滞）または、（凝集）した状態
・病理産物はその形態に応じて（湿）、（水）、（飲）、（痰）と呼ばれる。</td></tr>
<tr><td>原因</td><td>・（脾）・（肺）・（腎）の機能低下による代謝異常
・（肝）の機能失調により生じた（気滞）による、津液の運行阻害
・（多湿）な環境による津液の停滞や（多飲）</td></tr>
<tr><td>症状</td><td>・身体の（重だるさ）、（浮腫）、（下痢）
・（咳嗽）、動悸、眩暈、頭痛、意識障害
・（食欲不振）、皮膚疾患、運動障害、腫瘍</td></tr>
</table>

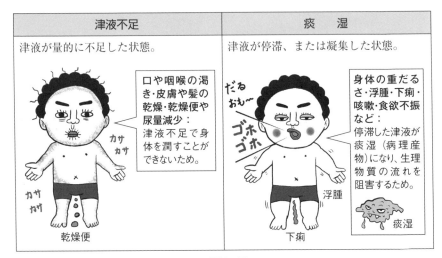

■図2-13

（2）神（狭義の神）

1）神の生理

問題020：神の生理に関して、以下の空欄に言葉を入れて文章を完成させよ。

- 神の機能は（五神）と（五志）に大別される。
- 五神は、元来人体に備わっている（精神活動）を表す。
- 五志は、外界の刺激に対する（情動反応）のことである。
- 五神には、（魂）・（神）・（意）・（魄）・（志）の5つがある。
- 五志には、（怒）・（喜）・（思）・（憂）・（恐）の5つの情動・情緒がある。
- 五志に（悲）と（驚）を加えたものを（七情）という。

①五神

問題021：五神に関して、以下の表を完成させよ。

五神	特　徴
魂	• （評価）・（判断）などの精神活動のこと。 • （肝）の機能失調で異常が発生しやすい。
神	• 身体活動や精神活動を（統率）・（制御）する機能のこと。 • （血）による滋養の不足、（心）の機能失調で異常が発生しやすい。
意	• （思考）・（推測）・注意力・記憶などの精神活動のこと。 • （脳（髄海））が気血により滋養されて機能が維持される。 • （脾）の機能失調で（気血）が不足すると異常が発生しやすい。
魄	• （感覚）・（運動）・（情志）などの精神活動のこと。 • （肺）の機能失調で異常が発生しやすい。
志	• （記憶）の維持、思考を経験として蓄積するなどの精神活動のこと。 • （髄海（脳））が精により滋養されて機能が維持される。 • （腎）の機能失調で異常が発生しやすい。

②五志（七情）

問題022：五志（七情）に関して、以下の表を完成させ
よ（図2-14）。

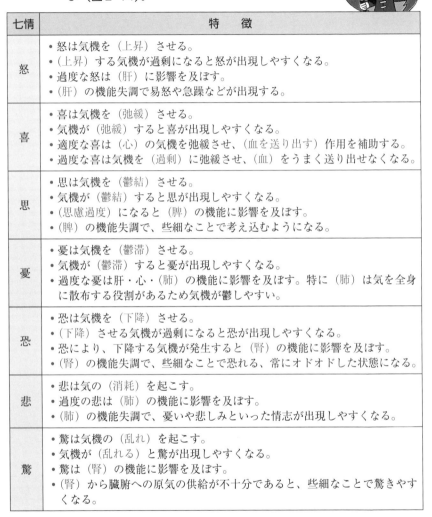

七情	特　徴
怒	• 怒は気機を（上昇）させる。 • （上昇）する気機が過剰になると怒が出現しやすくなる。 • 過度な怒は（肝）に影響を及ぼす。 • （肝）の機能失調で易怒や急躁などが出現する。
喜	• 喜は気機を（弛緩）させる。 • 気機が（弛緩）すると喜が出現しやすくなる。 • 適度な喜は（心）の気機を弛緩させ、（血を送り出す）作用を補助する。 • 過度な喜は気機を（過剰）に弛緩させ、（血）をうまく送り出せなくなる。
思	• 思は気機を（鬱結）させる。 • 気機が（鬱結）すると思が出現しやすくなる。 • （思慮過度）になると（脾）の機能に影響を及ぼす。 • （脾）の機能失調で、些細なことで考え込むようになる。
憂	• 憂は気機を（鬱滞）させる。 • 気機が（鬱滞）すると憂が出現しやすくなる。 • 過度な憂は肝・心・（肺）の機能に影響を及ぼす。特に（肺）は気を全身に散布する役割があるため気機が鬱しやすい。
恐	• 恐は気機を（下降）させる。 • （下降）させる気機が過剰になると恐が出現しやすくなる。 • 恐により、下降する気機が発生すると（腎）の機能に影響を及ぼす。 • （腎）の機能失調で、些細なことで恐れる、常にオドオドした状態になる。
悲	• 悲は気の（消耗）を起こす。 • 過度の悲は（肺）の機能に影響を及ぼす。 • （肺）の機能失調で、憂いや悲しみといった情志が出現しやすくなる。
驚	• 驚は気機の（乱れ）を起こす。 • 気機が（乱れる）と驚が出現しやすくなる。 • 驚は（腎）の機能に影響を及ぼす。 • （腎）から臓腑への原気の供給が不十分であると、些細なことで驚きやすくなる。

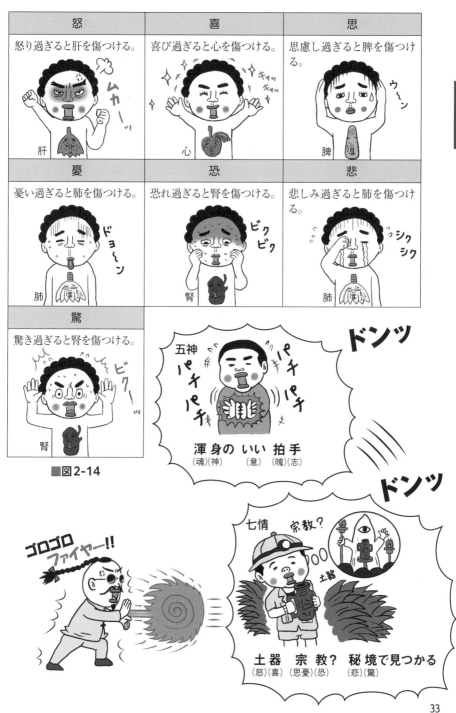

怒	喜	思
怒り過ぎると肝を傷つける。	喜び過ぎると心を傷つける。	思慮し過ぎると脾を傷つける。
肝	心	脾

憂	恐	悲
憂い過ぎると肺を傷つける。	恐れ過ぎると腎を傷つける。	悲しみ過ぎると肺を傷つける。
肺	腎	肺

驚
驚き過ぎると腎を傷つける。
腎

■図2-14

五神
渾身の いい 拍手
(魂)(神) (意) (魄)(志)

ドンツ

ドンツ

ゴロゴロ
ファイヤー!!

七情 宗教？
土器
土器 宗教？ 秘境で見つかる
(怒)(喜)(思憂)(恐)(悲)(驚)

2）神の病理
①五神の病理
問題023：五神の病理に関して、以下の表を完成させよ。

神の病理	•（意識混濁）、発語・行動・情動に異常が現れる。
魂の病理	•（イライラ）、（易怒）、思い悩む、オドオドする、ビクビクするなど。
魄の病理	•（感覚）の異常、幻覚・幻聴など。
意の病理	•（思考がまとまらない）、順序立てて話ができないなど。
志の病理	•（健忘）、物事をやり遂げられない、目的を持った行動がとれないなど。

（3）人体における陰陽

1）陰陽の生理
①陰の生理
問題024：陰の生理に関して、以下の空欄に言葉を入れて文章を完成させよ
（図2-15）。

- 人体の生理機能における陰とは、（血）・（津液）・（精）による（滋潤）作用
と（寧静）作用の現れである。
- 寧静作用とは陽を（抑制）する働きのことである。

②陽の生理
問題025：陽の生理に関して、以下の空欄に言葉を入れて文章を完成させよ
（図2-15）。

- 人体の生理機能における陽とは、（気）による（温煦）作用と（推動）作用
の現れである。

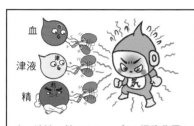

人体内では、気の「温めたり、動かしたりする作用」と血・津液・精の「冷やしたり、静かにさせたりする作用」のバランスによって生理活動が維持されているんだぜ！

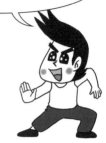

血・津液・精による
滋潤作用や寧静作用
＝陰

気の温煦作用や
推動作用
＝陽

陰と陽のバランスが
とれている状態
＝正常な状態

■図2-15

2）陰陽の病理

①陰の病理

問題026：陰の病理に関して、以下の表を完成させよ（図2-16）。

陰の病理	陰虚（虚熱）	病態	・陰の機能が（低下）した状態
		原因	・（陰液（血・津液・精））の減少
		症状	・（ほてり）・（のぼせ） ・（五心煩熱）・手足心熱 ・（盗汗） ・（頬部紅潮） ・（消痩） ・（舌質紅）・（舌苔少）・（脈細数） ※熱症状が顕著になったものを（陰虚火旺）という。
	陰盛（実寒）	病態	・陰の機能が（旺盛）になった状態
		原因	・身体を冷やすことによる（寒邪）の感受 ・身体を（冷やす）飲食物の過食
		症状	・（寒がり）・四肢の（冷え） ・（顔面蒼白） ・（疼痛） ・（下痢）・（小便清長） ・（脈緊）・（脈遅）

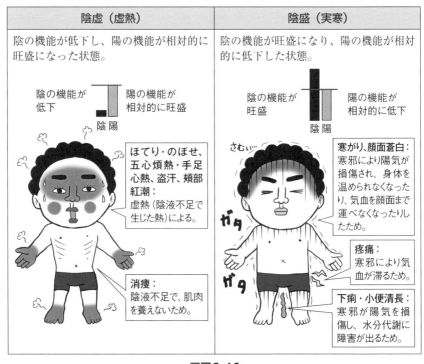

	陰虚（虚熱）	陰盛（実寒）
	陰の機能が低下し、陽の機能が相対的に旺盛になった状態。	陰の機能が旺盛になり、陽の機能が相対的に低下した状態。

■図2-16

②陽の病理

問題027：陽の病理に関して、以下の表を完成させよ（図2-17）。

陽の病理	陽虚（虚寒）	病態	• 陽の機能が（低下）した状態
		原因	• （気）の減少
		症状	• （寒証）症状：（寒がり）・四肢の（冷え）・（顔面蒼白）・腹痛・下痢・小便清長・脈遅 • （気虚）症状：（自汗）・精神疲労・倦怠感・食欲不振・息切れ・脈弱
	陽盛（実熱）	病態	• 陽の機能が（旺盛）になった状態
		原因	• （暑い）環境で熱邪を感受すること • 身体を（温める）飲食物の過食
		症状	• （身熱）・（顔面紅潮） • （口渇）・冷たいものを好む。 • （煩躁）・多言 • （小便短赤）・（便秘） • （舌質紅）・（舌苔黄）・（脈数）

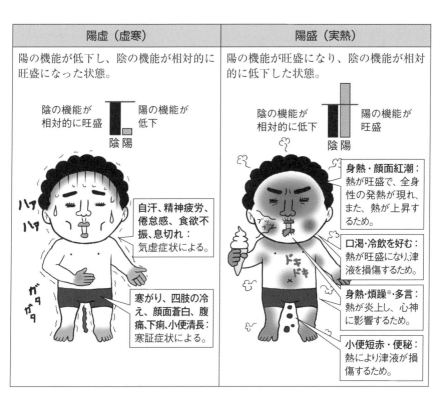

陽虚（虚寒）	陽盛（実熱）
陽の機能が低下し、陰の機能が相対的に旺盛になった状態。	陽の機能が旺盛になり、陰の機能が相対的に低下した状態。

陰の機能が相対的に旺盛　陽の機能が低下　陰　陽

自汗、精神疲労、倦怠感、食欲不振、息切れ：気虚症状による。

寒がり、四肢の冷え、顔面蒼白、腹痛、下痢、小便清長：寒証症状による。

陰の機能が相対的に低下　陽の機能が旺盛　陰　陽

身熱・顔面紅潮：熱が旺盛で、全身性の発熱が現れ、また、熱が上昇するため。

口渇・冷飲を好む：熱が旺盛になり、津液を損傷するため。

身熱・煩躁※・多言：熱が炎上し、心神に影響するため。

小便短赤・便秘：熱により津液が損傷するため。

■図2-17

※煩躁っていうのは、身体に煩わしい熱感があることや、不安感などに苦しむことよ！

2. 蔵象

(1) 蔵象学説

1) 臓腑

① 五臓

問題028：五臓に関して、以下の空欄に言葉を入れて文章を完成させよ。

- 五臓とは（肝）、（心）、（脾）、（肺）、（腎）のことである。
- 五臓は、常に（精気）によって満たされている器官である。
- 五臓は、生理物質の（化生）と（貯蔵）を行う。
- 五臓の病態は（虚証）が多い。
- 五臓に（心包）を加え、六臓とすることもある。

② 六腑

問題029：六腑に関して、以下の空欄に言葉を入れて文章を完成させよ。

- 六腑とは（胆）、（小腸）、（胃）、（大腸）、（膀胱）、（三焦）のことである。
- 六腑は、水穀の（受盛）と（伝化）を担う（中腔）器官である。
- 伝化とは、食物の（消化）、（吸収）、（排泄）のことである。
- 六腑の病態は（実証）が多い。

③ 奇恒の腑

問題030：奇恒の腑に関して、以下の空欄に言葉を入れて文章を完成させよ（図2-18）。

- 奇恒の腑とは（胆）、（脳）、（脈）、（骨）、（髄）、（女子胞）のことである。
- 形態は（六腑）と似ているが、精気を蔵する点は（五臓）に似る。

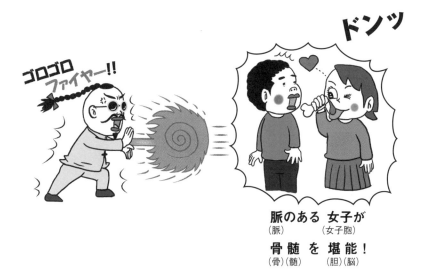

ドンツ

ゴロゴロ
ファイヤー!!

脈のある　女子が
（脈）　　（女子胞）

骨髄を堪能！
（骨）（髄）　（胆）（脳）

■図2-18

④五臓（六臓）六腑の表裏関係

問題031：五臓六腑の表裏関係と五行配当に関して、
　　　　　以下の表を完成させよ。

よく
出るぞ

五行	木	火		土	金	水
		君火	相火			
臓（裏）	（肝）	（心）	（心包）	（脾）	（肺）	（腎）
腑（表）	（胆）	（小腸）	（三焦）	（胃）	（大腸）	（膀胱）

⑤五臓（六臓）の特徴

問題032：五臓（六臓）の特徴に関して、以下の表を完成させよ。

肝	（将軍）の官、（罷極）の本、（謀慮）出づ	陰中の陽	（第9胸椎）に付く
心	（君主）の官、（生）の本、（神明）出づ	陽中の陽	（第5胸椎）に付く
脾	（倉廩）の官、（後天）の本、（五味）出づ	陰中の至陰	（第11胸椎）に付く
肺	（相傅）の官、（気）の本、（治節）出づ	陽中の陰	（第3胸椎）に付く
腎	（作強）の官、（封蔵）の本、（伎功）出づ	陰中の陰	（第2腰椎）に付く
心包	（臣使）の官、（喜楽）出づ	陰中の陽	（第4胸椎）に付く

⑥六腑の特徴

問題033：六腑の特徴に関して、以下の表を完成させよ。

胆	（中正）の官、（決断）出づ
小腸	（受盛）の官、（化物）出づ
胃	（倉廩）の官、（五味）出づ
大腸	（伝導）の官、（変化）出づ
膀胱	（州都）の官、（津液）ここに蔵さる、気化すれば則ち（能）く出づ
三焦	（決瀆）の官、（水道）出づ

（2）五臓とその機能に関連した領域

1）肝系統（肝・胆・肝の関連領域）

①肝の生理特性

問題034：肝の生理特性に関して、以下の表を完成させよ。

(昇発)	・上昇と発散という気機の方向性を表す。
(条達)	・隅々まで行きわたらせること。

②肝の生理作用

問題035：肝の生理作用に関して、以下の表を完成させよ（図2-19）。

(疏泄)	(気機) の調節	・生理物質を順調に（推動）させる。
	(情志) の調節	・情志（思い悩むこと、怒りなど）を改善・緩和する。
	(脾胃) の補助	・（中焦）の気機を調節し、脾胃の機能を補助する。 ・（胆汁）の分泌を促す。
	(月経) の調節	・衝脈・任脈の血を（女子胞）に送るため、月経と密接に関係する。
(蔵血)	血の (貯蔵)	・肝に貯蔵された血（肝血）は（肝陰）として働く。 ・肝陰は（肝陽）の亢進を抑制する。
	(血液量) の調節	・（覚醒時）は活動するために、多くの血を全身にめぐらせる。 ・（睡眠時）は身体を休息させるために、血は肝に戻される。

よく出るぞ

〈疏泄〉

気機の調節	情志の調節
気機を調節し、生理物質を順調に推動させる。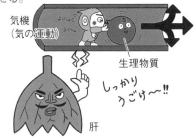	気機を調節することにより、情志（思い悩むこと・怒りなど）を改善・緩和する。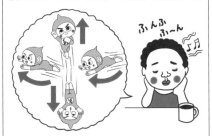
脾胃の補助	月経の調節
中焦の気機を調節し、脾胃の機能を補助する。また、胆汁の分泌を促す。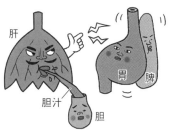	衝脈・任脈の血を女子胞に送るため、月経と密接に関係する。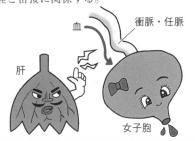

〈蔵血〉

血の貯蔵	血液量の調節
肝に貯蔵された血は肝陰として、肝陽の亢進を抑制する。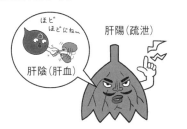※蔵血（肝陰）と疏泄（肝陽）が正常に機能することで肝における陰陽のバランスが維持される。	覚醒時は全身に血をめぐらせる。一方、睡眠時は身体を休息させるために、血は肝に戻される。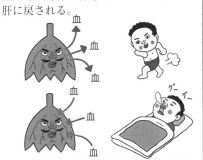

■図2-19

③肝の病理

問題036：肝の病理に関して、以下の表を完成させよ。

疏泄の失調	（疏泄の太過）	・疏泄の失調により、気機が（亢進）した状態 ・（急躁）、（易怒）などの症状が現れる。
	（疏泄の不及）	・疏泄の失調により、気機が（滞った）状態 ・（抑鬱感）などの症状が現れる。
蔵血の失調	・肝血の不足により、（転筋）や（しびれ）が起こる。 ・蔵血と疏泄の協調が崩れると、血の貯蔵ができず、（吐血）・（喀血）・（衄血）・（崩漏）が起こる。	

④肝の関連領域

問題037：肝の関連領域に関して、以下の表を完成させよ（図2-20）。

関連領域	官・液	体・華	神	情志	味
	（目）・（涙）	（筋）・（爪）	（魂）	（怒）	（酸）

※爪は（筋余）といわれる。

目・涙	筋・爪
目は肝経を通じて血の滋養を受ける。また、涙は目を保護し潤す。	筋（筋組織・腱・靭帯・筋膜）と爪は、肝血の滋養を受けている。
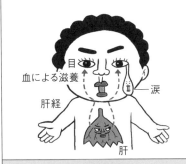	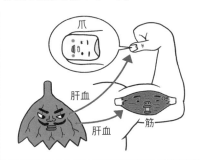
魂	怒
魂は、思索・評価などの精神活動で、肝と密接な関係がある。	肝は気機を上昇させるため、疏泄の太過により気機が過剰に上昇すると、怒という情志が現れる。
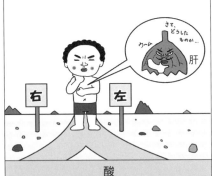	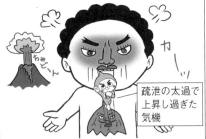

酸
酸味を適度に摂取すると肝を栄養し、過度に摂取すると筋や肢体の動きが固くなる。

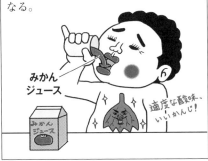

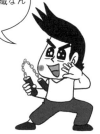

■図2-20

44

⑤肝と自然

問題038：肝と自然に関して、以下の空欄に言葉を入れて文章を完成させよ。

- 芽が萌え、（風）が吹くなど（春）の気候変化は、肝の機能に影響を与えやすい。

⑥肝の病証

問題039：肝の病証に関して、以下の表を完成させよ（図2-21）。

肝の病証	原因・症状		
肝鬱気滞 （かんうつきたい） （肝気鬱結） （かんきうつけつ）	原因	（情志）の変化などによる（疏泄）の失調	
	症状	疏泄の不及 （気滞・気鬱）	（抑鬱）、（太息）（たいそく）、（胸肋部痛）
		疏泄の太過	（急躁）、（易怒）
肝火上炎 （かんかじょうえん）	原因	肝鬱気滞の進行による（化火）	
	症状	肝火の上炎	（頭痛）、（眩暈）、（耳鳴）、（目赤）（もくせき）
		気機の上昇	（急躁）、（易怒）
肝血虚 （かんけっきょ）	原因	（肝血）の不足	
	症状	目の滋養不足	（目乾）（もっかん）、（目花）（もっか）
		筋の滋養不足	（転筋）、しびれ、四肢の（ふるえ）
		血虚	唇や眼瞼結膜が（淡白）色、（睡眠）障害、（月経異常）
肝陰虚 （かんいんきょ）	原因	（肝陰）の不足による、（滋潤）作用と（寧静）作用の低下	
	症状	肝陰の不足	（目渋）（もくじゅう）、（転筋）
		陰虚	（ほてり）、（のぼせ）、（盗汗）
肝陽上亢 （かんようじょうこう）	原因	（肝腎）の陰液不足による（肝陽）の上亢 病態の本質は（陰虚）	
	症状	肝陽の亢進	（眩暈）、（耳鳴）、（頭痛）、（顔面紅潮）、（目赤）（もくせき）
		陰虚	（ほてり）、（のぼせ）、（盗汗）
		腎機能の失調	（腰膝酸軟）（ようしつさんなん）

肝鬱気滞（肝気鬱結）	肝火上炎
情志の変化（長期間気分がふさぐ、突発的な精神的刺激）によって、疏泄が失調した状態。 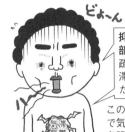 **抑鬱、太息、胸肋部痛：** 疏泄の不及で、気滞・気鬱が起こるため。 この他、疏泄の太過で気が過剰に上昇し、急躁や易怒も起こる。	肝鬱気滞が進行し、化火した状態。 **急躁、易怒：** 気機の過剰な上昇による。 **頭痛、眩暈、耳鳴、目赤：** 肝火が上炎し、頭部に影響が及んだため。 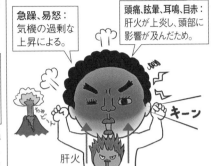

肝 血 虚	肝 陰 虚
肝の蔵血が失調し、肝血が不足した状態。 **目乾、目花※、転筋※、四肢のふるえ、月経異常：** 肝血不足による。 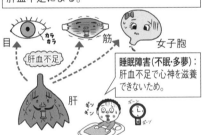 **睡眠障害(不眠・多夢)：** 肝血不足で心神を滋養できないため。	肝陰の不足で、滋潤作用・寧静作用が低下した状態。 **目渋※、転筋：** 肝陰不足で目や筋を滋養できないため。 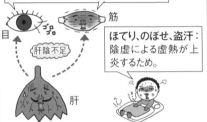 **ほてり、のぼせ、盗汗：** 陰虚による虚熱が上炎するため。

肝陰不足	
肝・腎の陰液が不足し、肝陽が上亢した状態。 **眩暈、耳鳴、頭痛、顔面紅潮、目赤：** 肝陽が亢進することで、気機が上昇し、気血が頭部に集中するため。 **ほてり、のぼせ、盗汗：** 陰虚による虚熱が上炎するため。 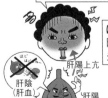 ※この他、腎機能低下による腰膝酸軟もみられる。	※目花は、目のかすみのこと。 転筋は、こむらがえりのこと。 目渋は、目の異物感のことよ！ 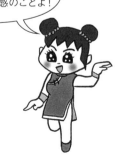

■図2-21

⑦胆の生理作用

問題040：胆の生理作用に関して、以下の表を完成させよ（図2-22）。

（胆汁）の貯蔵と排泄	・胆汁は（肝）で生成され、（胆）に貯蔵される。 ・排泄された胆汁は、（脾胃）の消化機能を助ける。 ・胆汁の排泄は（疏泄）により調節される。
（決断）を主る	・胆汁は（精）を含むため、（精汁）とも呼ばれ、（精神活動）と関係する。 ・肝が思考・思索し、胆が（決断）を下す。

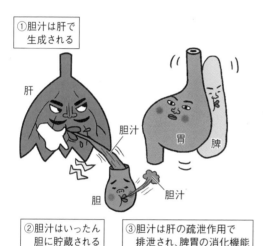

①胆汁は肝で生成される

肝　胆汁　胃　脾

胆　胆汁

②胆汁はいったん胆に貯蔵される

③胆汁は肝の疏泄作用で排泄され、脾胃の消化機能を助ける

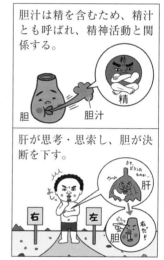

胆汁は精を含むため、精汁とも呼ばれ、精神活動と関係する。

胆　胆汁　精

肝が思考・思索し、胆が決断を下す。

右　左　肝　胆

■図2-22

⑧胆の病理

問題041：胆の病理に関して、以下の表を完成させよ。

胆汁の排泄失調	・胆汁が上逆すると（口苦）が起こる。 ・胆汁があふれ出すと（黄疸）が起こる。
胆の機能失調	・精神活動に影響が及び、（優柔不断）、オドオド・ビクビクしやすいなどの症状が起こる。

⑨肝と胆の病証

問題042：肝と胆の病証に関して、以下の表を完成させよ。

肝と胆の病証		原因・症状
肝胆湿熱 （かんたんしつねつ）	原因	・（内湿）が熱化して生じた（湿熱）による肝胆への影響
	症状	・（脇痛）、（口苦）（こうく）、黄疸、身熱、目眩、耳鳴

2）心系統（心・小腸・心の関連領域）

①心の生理特性

問題043：心の生理特性に関して、以下の表を完成させよ。

全身の（陽気）を主る	・心の陽気は全身を温煦する。
臓腑を（統括）する	・臓腑は心により送り出された血の滋養、神志の調節により生命活動を行っている。

②心の生理作用

問題044：心の生理作用に関して、以下の表を完成させよ

（図2-23）。

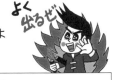
よく出るぜ

血を主る （主血）（しゅけつ）		・主血とは血を全身に（送り出す）作用である。 ・心気が旺盛であれば、血は全身を（循環）し、組織・器官を（滋養）する。
（神志を主る）	生命活動の維持	・臓腑の機能、行動、（言語）、（感覚）などの生命活動を維持する。
	精神活動の主宰（しゅさい）	・（神）を蔵す。 ・（精神）・意識・思惟活動を主宰する。

〈主血〉

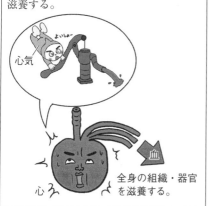

全身に血を送り出す。心によって送り出された血は全身を循環し、組織・器官を滋養する。

心気

よいしょー

全身の組織・器官を滋養する。

血

心

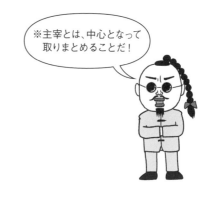

※主宰とは、中心となって取りまとめることだ!

〈神志を主る〉

生命活動の維持	精神活動の主宰※
臓腑機能、行動、言語、感覚などの生命活動を維持する。	神を蔵し、精神・意識・思惟活動を主宰する。

シュート

バカン!!

心

神

心

■図2-23

49

③心の病理

問題045：心の病理に関して、以下の空欄に言葉を入れて文章を完成させよ。

- 心の機能が失調すると、（心悸）・（怔忡）・（不整脈）などが起こる。
- 内熱や気機の上逆により心神に影響が及ぶと、（不眠）・（健忘）・（譫語）などが起こる。

④心の関連領域

問題046：心の関連領域に関して、以下の表を完成させよ（図2-24）。

関連領域	官・液	体・華	神	情志	味
	（舌）・（汗）	（血脈）・（面／色）	（神）	（喜）	（苦）

舌・面・色	汗
舌や顔面の色艶は、心の主血機能を反映する。また、発語や味覚の識別は心神の機能に含まれる。 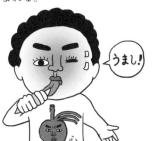	身体は心の陽気で温められ、身体の余剰な熱は汗によって放散される。 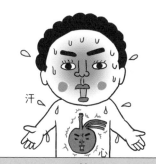
血脈	神
血脈は心に連なる血の通路であるため、心の機能と密接に関係する。 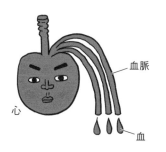	心は神を蔵す。神は生理活動・精神活動を統率・制御する。神の機能は血の滋養に支えられるので、神と心は密接に関係する。 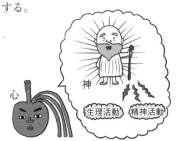
喜	苦
喜びは気機を適度にゆるませ、心が血を循環させやすくする。過剰な喜びは気機がゆるみ過ぎて心の機能が失調する。 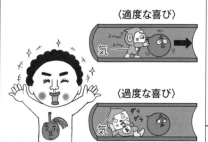	苦味を適度に摂取すると、過剰な心の熱を取り除き、上炎を抑える。 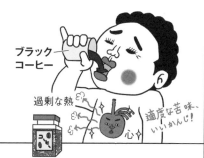

■図2-24

⑤心と自然

問題047：心と自然に関して、以下の空欄に言葉を入れて文章を完成させよ。

• （暑）や（熱）など、（夏）の気候変化は、心の機能に影響を与えやすい。

⑥心の病証

問題048：心の病証に関して、以下の表を完成させよ（図2-25）。

心の病証		原因・症状	
心気虚 しんききょ	原因	心の機能の（減退）による、心を中心とした全身性の（気虚）	
	症状	主血の失調	（心悸）、（怔忡）
		気虚	（倦怠感）、（自汗）、（胸悶）、（息切れ）
心血虚 しんけっきょ	原因	血の不足・損傷による、心に対する血の（滋養）不足	
	症状	心血の不足	（心悸）、（不眠）
		血虚	（眩暈）、（健忘）
心陰虚 しんいんきょ	原因	（陰液）の不足により心の滋養不足	
	症状	主血の失調	（心悸）、（怔忡）
		神志への影響	（不眠）、（多夢）
		陰虚	（五心煩熱）、（潮熱）
心陽虚 しんようきょ	原因	（心気虚）の進行による、（温煦作用）の低下	
	症状	主血の失調	（心悸）、（怔忡）、（胸痛）、胸悶
		気虚	（息切れ）、（自汗）、（倦怠感）、懶言
		陽虚	（寒がり）、（四肢の冷え）
心火亢盛 しんかこうせい	原因	（心火）の亢進による、主血作用や神志の作用の失調	
	症状	主血の失調	（心悸）、（心煩）
		神志への影響	（不眠）
		実熱	（顔面紅潮）、（口渇）、（暑がり）
心血瘀阻 しんけつおそ	原因	陽気不足や痰湿で生じた瘀血による、心脈の滞り	
	症状	主血の失調	（心悸）、（怔忡）、（胸痛）
		血瘀	刺痛、固定痛
		痰湿	多痰

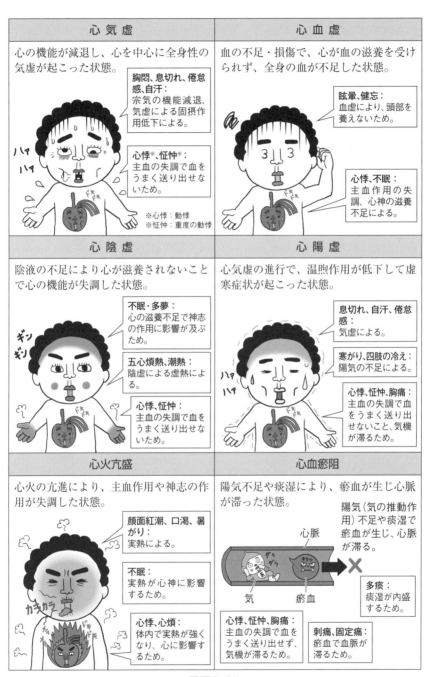

心気虚

心の機能が減退し、心を中心に全身性の気虚が起こった状態。

胸悶、息切れ、倦怠感、自汗：
宗気の機能減退、気虚による固摂作用低下による。

心悸※、怔忡※：
主血の失調で血をうまく送り出せないため。

※心悸：動悸
※怔忡：重度の動悸

心血虚

血の不足・損傷で、心が血の滋養を受けられず、全身の血が不足した状態。

眩暈、健忘：
血虚により、頭部を養えないため。

心悸、不眠：
主血作用の失調、心神の滋養不足による。

心陰虚

陰液の不足により心が滋養されないことで心の機能が失調した状態。

不眠・多夢：
心の滋養不足で神志の作用に影響が及ぶため。

五心煩熱、潮熱：
陰虚による虚熱による。

心悸、怔忡：
主血の失調で血をうまく送り出せないため。

心陽虚

心気虚の進行で、温煦作用が低下して虚寒症状が起こった状態。

息切れ、自汗、倦怠感：
気虚による。

寒がり、四肢の冷え：
陽気の不足による。

心悸、怔忡、胸痛：
主血の失調で血をうまく送り出せないこと、気機が滞るため。

心火亢盛

心火の亢進により、主血作用や神志の作用が失調した状態。

顔面紅潮、口渇、暑がり：
実熱による。

不眠：
実熱が心神に影響するため。

心悸、心煩：
体内で実熱が強くなり、心に影響するため。

心血瘀阻

陽気不足や痰湿により、瘀血が生じ心脈が滞った状態。

陽気（気の推動作用）不足や痰湿で瘀血が生じ、心脈が滞る。

心脈

気　　瘀血

多痰：
痰湿が内盛するため。

心悸、怔忡、胸痛：
主血の失調で血をうまく送り出せず、気機が滞るため。

刺痛、固定痛：
瘀血で血脈が滞るため。

■図2-25

⑦小腸の生理作用

問題049：小腸の生理作用に関して、以下の表を完成させよ（図2-26）。

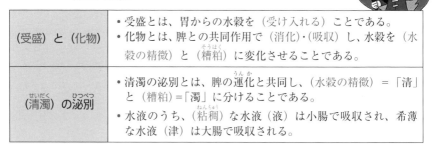

（受盛）と（化物）	・受盛とは、胃からの水穀を（受け入れる）ことである。 ・化物とは、脾との共同作用で（消化）・（吸収）し、水穀を（水穀の精微）と（糟粕）に変化させることである。
（清濁）の泌別	・清濁の泌別とは、脾の運化と共同し、（水穀の精微）＝「清」と（糟粕）＝「濁」に分けることである。 ・水液のうち、（粘稠）な水液（液）は小腸で吸収され、希薄な水液（津）は大腸で吸収される。

⑧小腸の病理

問題050：小腸の病理に関して、以下の空欄に言葉を入れて文章を完成させよ。

・小腸を温められないと、清濁の泌別が行えず（腹痛）や（泄瀉）が起こる。
・心の熱が小腸に影響すると、（小便短赤）や小便混濁が起こる。

⑨小腸の病証

問題051：小腸の病証に関して、以下の表を完成させよ。

小腸の病証		原因・症状	
小腸実熱	原因	心火亢盛から心火が小腸へ伝変、（湿熱）が小腸に内盛すること	
	症状	実熱	（小便短赤）、尿道の灼熱痛
		心火の内盛	（心煩）、（口渇）

受 盛	化 物
胃からの水穀を受け入れることである。	脾との共同作用で消化・吸収し、水穀を水穀の精微と糟粕に変化させることである。

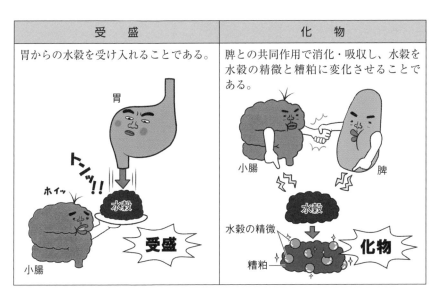

清濁の泌別	水液の吸収
脾の運化と共同し、水穀の精微=「清」と糟粕=「濁」に分けることである。	水液のうち、粘稠な水液（液）は小腸で吸収される。

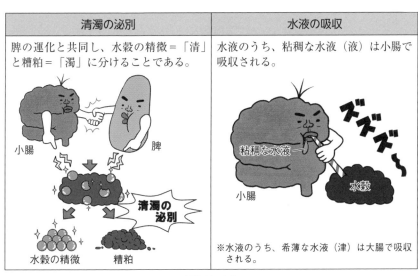

※水液のうち、希薄な水液（津）は大腸で吸収される。

■図2-26

3）脾系統（脾・胃・脾の関連領域）

①脾の生理特性

問題052：脾の生理特性に関して、以下の表を完成させよ。

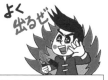

（昇清） (しょうせい)	・生理物質などを上昇させること。 ・組織・器官を正常な位置に保つこと。 ・脾の（運化）は昇清の現れである。
（喜燥悪湿） (き そう お しつ)	・脾が乾燥を好み、水液を嫌うこと。

②脾の生理作用

問題053：脾の生理作用に関して、以下の表を完成させよ（図2-27）。

（運化）	・運化には、飲食物を（水穀の精微）に変化させる機能がある。 ・運化によって得られた水穀の精微は、（心）や（肺）に送られ、（気）、（血）、（津液）、（精）へと転化する。 ※脾は気・血・津液を化生するための水穀の精微を吸収するので、（気血生成の源）といわれる。 ・水液を吸収するので、水液の（停滞）を防ぐ。
（統血） (とうけつ)	・統血とは、気の（固摂）作用により、（血が脈中から漏れ出る）のを防ぐことである。

③脾の病理

問題054：脾の病理に関して、以下の表を完成させよ。

運化の失調	・（消化・吸収）が阻害され、（食欲不振）となる。 ・水穀の精微の不足から、（生理物質）が不足する。 ・飲食物中の水分を津液として吸収できず、（痰湿）が生じたり、（軟便）や（下痢）が起こる。 ※運化が失調すると痰湿が発生するため、脾は（生痰の源）と呼ばれる。
統血作用の低下	・（崩漏）、（月経過多）、（皮下出血）、血便、血尿が起こる。

〈運化〉

飲食物を水穀の精微に変化させる	水穀の精微を心や肺に運ぶ
運化には、飲食物を水穀の精微に変化させる機能がある。	運化によって得られた水穀の精微は、心や肺に送られ、気、血、津液、精へと転化する。また、水液を吸収するので、水液の停滞を防ぐ。

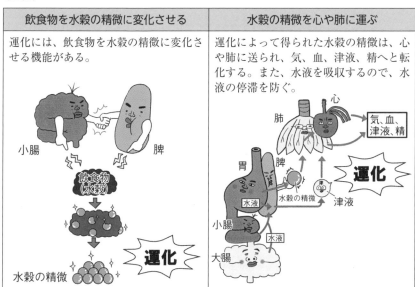

〈統血〉

統血とは、気の固摂作用により、血が脈中から漏れ出るのを防ぐことである。

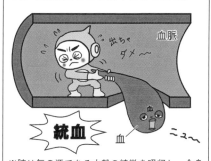

※脾は気の源である水穀の精微を吸収し、全身の気の量を調節する。このため、気の固摂作用の現れである統血は脾に帰納される。

■図2-27

④脾の関連領域

問題055：脾の関連領域に関して、以下の表を完成させよ（図2-28）。

関連領域	官・液	体・華	神	情志	味
	（口）・（涎）	（肌肉）・（唇）	（意）	（思）	（甘）

⑤脾と自然

問題056：脾と自然に関して、以下の空欄に言葉を入れて文章を完成させよ。

• （多湿）など、（長夏）の気候変化は、脾の機能に影響を与えやすい。

口・涎	肌肉・唇
口は脾胃と連なり、その滋養を受ける。また、涎は口を潤し、脾胃による飲食物の消化・吸収の一端を担う。 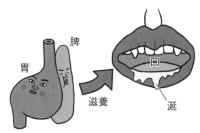	肌肉は気血の滋養を受ける。また、唇は肌肉の範疇であるため脾と関係が深い。 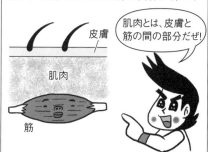
意	思
意とは、思考・推測・注意力・記憶などの精神活動のこと。意の機能維持には気血による髄海の滋養が必要なため、気血生成の源である脾と意は密接に関係する。 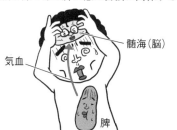	思慮（考えること）が過剰になると、脾の機能に影響が出る。 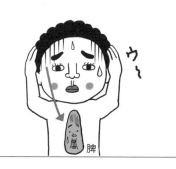

甘
甘味を適度に摂取すると脾胃を調節し、過度に摂取すると運化に負担がかかる。 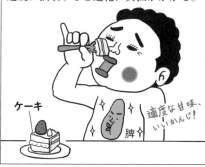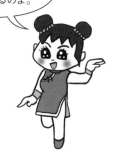

■図2-28

⑥脾の病証

問題057：脾の病証に関して、以下の表を完成させよ（図2-29）。

よく
出るぜ

脾の病証			原因・症状
脾気虚 （ひ きょ）	原因		飲食の不摂生・情志の失調・過労などによる、脾の機能の（減退）
	症状	運化の失調	（腹張（腹部膨満感））、（食欲不振）、（大便溏薄）
		気虚	（倦怠感）、（息切れ）、（自汗）、（内臓下垂）
脾陽虚 （ひ ようきょ）	原因		脾気虚などから波及し、気の（温煦作用）の低下による陽虚
	症状	脾陽の不足	（腹部の冷え）、（腹痛）、（水様便）、未消化便
		気虚	（無力感）など
		陽虚	（顔面蒼白）、（寒がり）
脾虚湿盛 （ひ きょしっせい）	原因		（脾気虚）のために運化が失調して発生する…（痰湿）
	症状	運化の失調	（腹脹）、（食欲不振）、（大便溏薄）
		痰湿の停滞	（浮腫）、腹部の痞え、口乾

⑦胃の生理特性

問題058：胃の生理特性に関して、以下の表を完成させよ。

（喜湿悪燥） （き しつ お そう）	・胃が水湿を好み、乾燥を嫌うこと。

脾気虚	脾陽虚
飲食の不摂生・情志の失調・過労などにより、脾の機能が減退した状態。基本的な病態は気虚。	脾気虚などから波及し、気の温煦作用が低下し、陽虚になった状態。

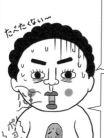

倦怠感、息切れ、自汗、内臓下垂：
気虚による。
倦怠感…気の推動力減退
息切れ…宗気不足
自汗…衛気不足
内臓下垂…気の固摂作用低下

腹張、食欲不振、大便溏薄：
運化の失調による。
腹張…中焦の気機が滞るため。
食欲不振…水穀を処理できないため。
大便溏薄…水液をさばけないため、希薄な便になる。

脾

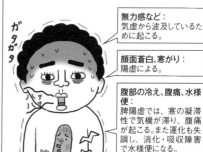

無力感など：
気虚から波及しているために起こる。

顔面蒼白、寒がり：
陽虚による。

腹部の冷え、腹痛、水様便：
脾陽虚では、寒の凝滞性で気機が滞り、腹痛が起こる。また運化も失調し、消化・吸収障害で水様便になる。

脾

脾虚湿盛

脾気虚で運化が失調し、痰湿が発生した状態。

浮腫、腹部の痞え：
浮腫…運化の失調で水液がさばけないため。
腹部の腹部の痞え…貯留した水液が痰湿になり、気機が滞るため。

痰湿

腹脹、食欲不振、大便溏薄：
運化の失調による。
腹張…中焦の気機が滞るため。
食欲不振…水穀を処理できないため。
大便溏薄…水液をさばけないため、希薄な便になる。

脾

■図2-29

脾気虚で腹脹が起こる！
国家試験によく出るからしっかり覚えてくれよな！

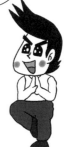

⑧胃の生理作用

問題059：胃の生理作用に関して、以下の表を完成させよ（図2-30）。

（受納）・（腐熟） （じゅのう）・（ふじゅく）	・受納とは、胃が飲食物を一時的に（納める）機能のことである。 ・腐熟とは、納められた飲食物を（消化）する機能のことである。 ・胃は飲食物が納まるところなので、（水穀の海）と呼ばれる。
（降濁（通降）） （こうだく（つうこう））	・消化物を（小腸）・（大腸）へ降ろすこと。 ・降濁は気機を下降させることで（大腸）の機能を補助する。

⑨胃の病理

問題060：胃の病理に関して、以下の表を完成させよ。

受納・腐熟の失調	・受納の失調で（食欲不振）が起こる。 ・腐熟の失調で（食滞）が起こる。
降濁（通降）の失調	・腹部の（膨満感）、（嘔吐）、（便秘）が起こる。

⑩胃の病証

問題061：胃の病証に関して、以下の表を完成させよ。

胃の病証		原因・症状	
食滞胃脘 （しょくたいいかん）	原因	過食や脾胃の機能が失調し、（未消化物）による中焦の気機の滞り	
	症状	中焦の気機が滞る	上腹部の（脹痛）、（便秘）
		胃気の上逆	（噯気（おくび））、（悪心）、（嘔吐）
胃熱 （いねつ）	原因	辛いものや脂っこいものの過食、他臓腑からの熱の伝変	
	症状	胃の内熱貯留	胃の（灼熱痛）、（呑酸）、（嘈雑）

⑪脾と胃の相互関係

問題062：脾と胃の相互関係に関して、以下の空欄に言葉を入れて文章を完成させよ。

・脾の昇清と、胃の降濁によって中焦の気機の平衡を保つことを（和降）という。

受　納	腐　熟
受納とは、胃が飲食物を一時的に納める機能のことである。	腐熟とは、納められた飲食物を消化する（粥状にする）機能のことである。

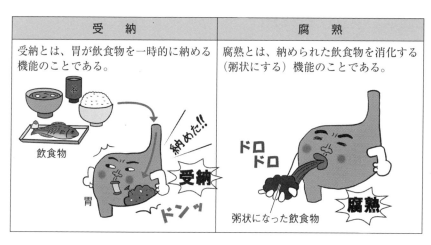

降濁（通降）

降濁（通降）とは、消化物を小腸・大腸へ降ろすことである。また、降濁は大腸の機能を補助する。

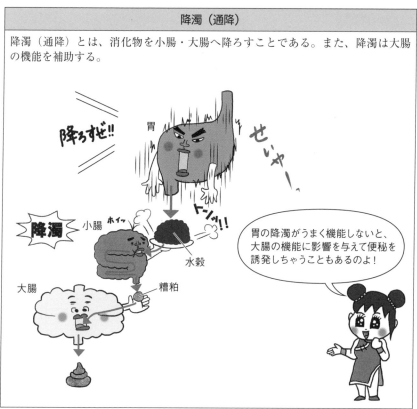

■図2-30

問題063：脾と胃の病証に関して、以下の表を完成させよ。

脾と胃の病証		原因・症状	
脾胃湿熱 （ひ い しつねつ）	原因	内生した（湿熱）による脾胃への影響	
	症状	中焦の気機が滞る	上腹部の（膨満感）、(嘔吐)、(食欲不振)
		湿熱の鬱滞	口粘、口乾、口苦、尿黄
		運化の失調	（食欲不振）、（下痢）

4）肺系統（肺・大腸・肺の関連領域）

①肺の生理特性

問題064：肺の生理特性に関して、以下の表を完成させよ。

華蓋 （か がい）	・華蓋とは、体表に津液や衛気を輸布し、（外邪）の侵襲を防ぎ臓腑を保護する役割を持つ物のこと。
嬌臓 （きょうぞう）	・嬌臓は（弱々しい）臓腑を意味し、肺は機能失調を起こしやすいということ。

②肺の生理作用

問題065：肺の生理作用に関して、以下の表を完成させよ
（図2-31）。

（宣発・粛降）	宣発	・宣発とは、気や津液を（上や外へ）と輸布する機能である。 ・体内の（濁気）を体外へ排出する。 ・津液と衛気を輸送して（体表）に到達させるとともに（鼻竅）を通す。 ・体表に到達した衛気は（発汗）の調節を行う。
	粛降	・粛降とは、気や津液を（下や内へ）と輸布する機能である。 ・（清気）を体内に取り込み（気）の化生に関与する。 ・（気道）を清潔に保つ。 ・津液を全身にめぐらせ、（腎）に輸送する。 　→（通調水道） ・肺は人体上部での水分代謝を主る。→（水の上源） ・気機を下降させ、胃の（降濁）・大腸の（伝導）作用を補助する。
（主気）	呼吸を主る	宣発と粛降により、（呼気）と（吸気）のバランスやリズムを調節する。
	一身の気を主る	肺は（宗気）の化生や（衛気）の輸布に関与する。また、（気機）（昇降出入）を調節する。

※肺の宣発・粛降の協調運動で、全身の血が経脈を介して肺に朝まる。→（百脈を朝ず）
※宣発と粛降による呼吸、気機、血脈の推動、津液代謝の管理・調節機能を（治節）という。

③肺の病理

問題066：肺の病理に関して、以下の表を完成させよ。

宣発の失調	・（咳嗽）、呼気不利などが起こる。 ・衛気が不足し、体表で（腠理の開闔）ができなくなり、（自汗）、（易感冒）が起こる。→（衛表不固（衛外不固））
粛降の失調	・（宗気）が十分に化生されず、（息切れ）、（喘息）が起こる。 ・気機の下降がうまくゆかず、（咳嗽）、（便秘）が起こる。 ・水分代謝に影響が及ぶと、（浮腫）（多痰）（小便不利）が起こる。

〈宣発・粛降〉

宣　発	粛　降
宣発とは、気や津液を上や外へと輸布（輸送と散布）する機能である。	粛降とは、気や津液を下や内へと輸布する機能である。

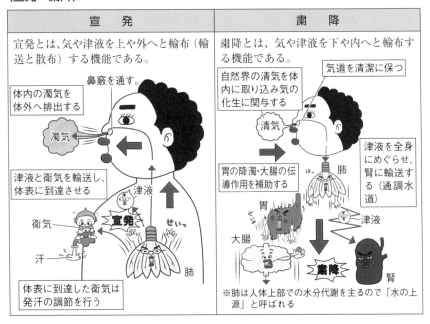

宣発側のラベル：
- 鼻竅を通す。
- 体内の濁気を体外へ排出する
- 濁気
- 津液と衛気を輸送し、体表に到達させる
- 衛気
- 汗
- 宣発
- せい
- 津液
- 肺
- 体表に到達した衛気は発汗の調節を行う

粛降側のラベル：
- 自然界の清気を体内に取り込み気の化生に関与する
- 気道を清潔に保つ
- 清気
- 津液を全身にめぐらせ、腎に輸送する（通調水道）
- 胃の降濁・大腸の伝導作用を補助する
- 肺
- 胃
- 大腸
- せい
- 津液
- 粛降
- 腎
- ※肺は人体上部での水分代謝を主るので「水の上源」と呼ばれる

〈主気〉

呼吸を主る	一身の気を主る
宣発と粛降により、呼気と吸気のバランスやリズムを調節する。	肺は宗気の化生や衛気の輸布に関与する。また、気機（昇降出入）を調節する。

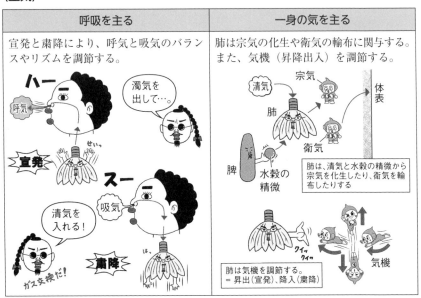

呼吸を主る側のラベル：
- ハー
- 呼気
- 濁気を出して…。
- 宣発
- せい
- スー
- 吸気
- 清気を入れる！
- 粛降
- ほっ
- ガス交換だ！

一身の気を主る側のラベル：
- 清気
- 宗気
- 肺
- 体表
- 脾
- 水穀の精微
- 衛気
- 肺は、清気と水穀の精微から宗気を化生したり、衛気を輸布したりする
- クイィクイィ
- 気機
- 肺は気機を調節する。＝昇出（宣発）、降入（粛降）

■図 2-31

④肺の関連領域

問題067：肺の関連領域に関して、以下の表を完成させよ（図2-32）。

関連領域	官・液	体・華	神	情志	味
	（鼻）・（涕）	（皮）・（毛）	（魄）	（憂）・（悲）	（辛）

⑤肺と自然

問題068：脾と自然に関して、以下の空欄に言葉を入れて文章を完成させよ。

- （乾燥）など、（秋）の気候変化は、肺の機能に影響を与えやすい。

⑥肺の病証

問題069：肺の病証に関して、以下の表を完成させよ（図2-33）。

肺の病証			原因・症状
肺気虚 はいききょ	原因	肺の機能の（減退）	
	症状	肺気の不足	（咳嗽）、（息切れ）、（易感冒）
		気虚	（倦怠感）、（無力感）、（自汗）
		通調水道の失調	（水様の鼻汁）、（痰）
肺陰虚 はいいんきょ	原因	慢性の（咳嗽）や発熱による肺の（陰液）損傷で内生した虚熱	
	症状	肺陰の不足	（乾いた）咳嗽
		虚熱	盗汗、のぼせ、（ほてり）、口乾、（頬紅）、（黄色く粘稠な痰）
風寒犯肺 ふうかんはんはい	原因	風寒の肺への影響	
	症状	風寒が体表に侵襲	強い悪寒、発熱、頭痛、無汗
		肺機能への影響	咳嗽、鼻閉、鼻汁、咽喉部の違和感
風熱犯肺 ふうねつはんはい	原因	風熱の肺への影響	
	症状	風熱が体表に侵襲	軽い悪寒、悪風、強い発熱、頭痛
		肺機能への影響	咳嗽、鼻閉、鼻汁、咽頭痛
痰湿阻肺 たんしつそはい	原因	痰湿の肺への影響	
	症状	痰湿が肺に停留	咳嗽→喀痰で軽減 鼻閉、鼻汁

鼻・涕	皮・毛
鼻は清気と濁気を出し入れし、肺と体外をつなぐ。また、鼻は涕により潤される。 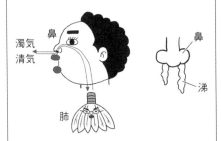	体表の組織（皮膚・汗孔・体毛）のことで、外邪の侵入を防ぎ、腠理の開闔を通して体温調節に関係している。 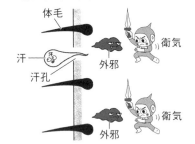

魄	憂・悲
魄とは、感覚・運動・情志などの精神活動のこと。魄の機能維持には、気の全身散布が不可欠なため、魄は肺の機能と密接な関係を持つ。 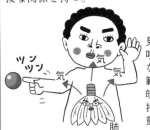見る、聞く、嗅ぐ、感じるなどは、魄の範疇なので、魄の機能維持には肺が重要である。	肺気が不足すると、憂い、悲しみやすくなる。 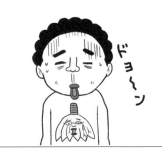

辛
辛味には発散・行気の作用があるので、辛味を適度に摂取すると肺や大腸の機能に有利となる。 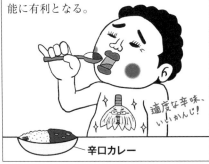

外邪の侵襲などで肺の機能が失調すると鼻閉や鼻汁など、鼻に影響が出るのよ！

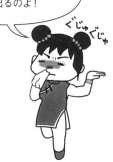

■図2-32

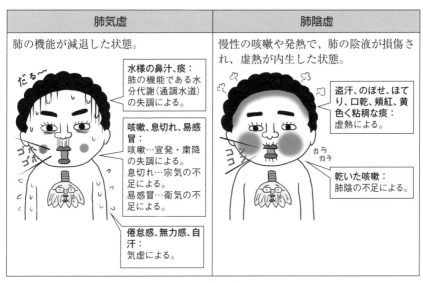

肺気虚	肺陰虚
肺の機能が減退した状態。	慢性の咳嗽や発熱で、肺の陰液が損傷され、虚熱が内生した状態。

水様の鼻汁、痰:
肺の機能である水分代謝（通調水道）の失調による。

咳嗽、息切れ、易感冒:
咳嗽…宣発・粛降の失調による。
息切れ…宗気の不足による。
易感冒…衛気の不足による。

倦怠感、無力感、自汗:
気虚による。

盗汗、のぼせ、ほてり、口乾、頬紅、黄色く粘稠な痰:
虚熱による。

乾いた咳嗽:
肺陰の不足による。

■図2-33

⑦大腸の生理作用

問題070：大腸の生理作用に関して、以下の表を完成させよ（図2-34）。

（糟粕の伝化）	・小腸から送られてきた糟粕を（糞便）に変化させ、（排出）すること。 ・糟粕の伝化は肺の（粛降）、胃の（降濁）による補助を受ける。

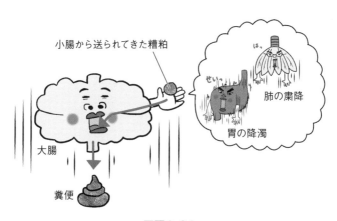

小腸から送られてきた糟粕

肺の粛降

胃の降濁

大腸

糞便

■図2-34

⑧大腸の病理

問題071：大腸の病理に関して、以下の表を完成させよ。

伝化機能の失調	・（便秘）、（軟便）、（下痢）が起こる。

⑨大腸の病証

問題072：大腸の病証に関して、以下の表を完成させよ。

大腸の病証	原因・症状		
大腸湿熱 （だいちょうしつねつ）	原因	外邪（湿熱）の侵襲、内湿の熱化による伝化機能の失調	
	症状	湿熱の貯留	（腹痛）、（裏急後重）（りきゅうこうじゅう）
		実熱	肛門の（灼熱感）、（口渇）

5）腎系統（腎・膀胱・腎の関連領域）

①腎の生理特性

問題073：腎の生理特性に関して、以下の表を完成させよ。

（封蔵）（ふうぞう）	・封蔵とは生理物質を（漏らさず）貯える・内に納めることである。
（陰陽の根本）	・腎は他の臓腑と異なり、気・血・津液・精すべての化生に関与している。

②腎の生理作用

問題074：腎の生理作用に関して、以下の表を完成させよ（図2-35）。

	精の貯蔵	・精を貯蔵する機能を蔵精といい、腎に貯蔵された精を（腎精）という。 ・腎は精が外に（漏れ出ない）ようにする。
（蔵精）	気血の化生	・腎精は（気血）を生み出す基本的な物質である。 ・腎精が気血に化生されることで、（成長）・（発育）が促進される。 ・腎精は（髄）に化生され髄海を滋養する。 ・腎精が充足すると（天癸）が化生され（生殖能力）が備わる。
	生命活動の調節	・腎精から化生された（原気）は、（三焦）を通り、各臓腑に輸布され、各臓器の生理機能の原動力となる。 ・腎精は（腎陰）と（腎陽）の化生に関与し、これらは全身の陰陽の平衡を維持する。
水を主る **（主水）**		・腎は水液代謝の調節において、（肺）や（脾）を補助する。 ・腎は不要な津液を（尿）に変え、（膀胱）の機能を調節し排泄する。 ・腎は水液代謝と、津液量の調節に関与するので（水液代謝の要）といわれる。
（納気）		・納気とは、（深い吸気）により、呼吸の平衡を保つ機能のことである。 ・正常な呼吸には肺の機能だけでなく、腎の（納気）による補助が必要である。

③腎の病理

問題075：腎の病理に関して、以下の表を完成させよ。

蔵精の失調	・（遺精）が起こる。
腎精の不足	・（発育不良）、虚弱体質、易感冒などの症状が起こる。 ・天癸が十分にないと（性欲減退）、（不妊症）、（陽萎）、無月経が起こる。

〈蔵精〉

精の貯蔵	気血の化生
精を貯蔵する機能を蔵精といい、腎に貯蔵された精を腎精という。また、腎は精が外に漏れ出ないようにする。	腎精は気血を生み出す基本的な物質であり、腎精が気血に化生されることで、成長・発育が促進される。また、腎精は髄に化生され髄海を滋養する。さらに、腎精が充足すると天癸が化生され生殖能力が備わる。

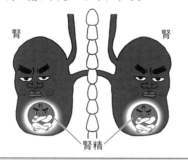

生命活動の調節
腎精から化生された原気は、三焦を通り、各臓腑に輸布され、各臓器の生理機能の原動力となる。また、腎陰と腎陽は全身の陰陽の平衡を維持する。

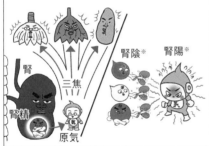

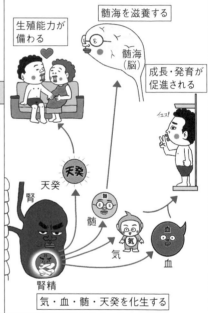

※腎陰：腎に貯蔵された精、腎精から化生された血、腎により調整された津液による滋潤・寧静作用のこと。
※腎陽：腎精から化生された原気による推動・温煦作用のこと。

■図2-35

〈主水〉

腎は水液代謝の調節において、肺や脾を補助する。また、腎は不要な津液を尿に変え、膀胱の機能を調節し排泄する。

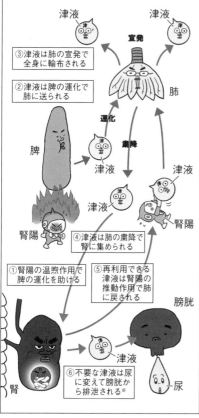

〈納気〉

納気とは、深い吸気により、呼吸の平衡を保つ機能のことである。正常な呼吸には肺の機能だけでなく、腎の納気による補助が必要である。

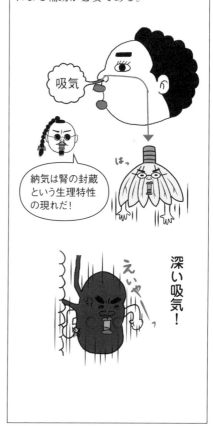

※腎陽は、膀胱の開闔、二陰（外生殖器・外尿道口）の開闔を行い、必要な水液を保ち、不要な水液を排泄している。

■図2-35（続き）

④腎の関連領域

問題076：腎の関連領域に関して、以下の表を完成させよ（図2-36）。

関連領域	官・液	体・華	神	情志	味
	（耳）・（唾）	（骨）・（髪）	（志）	（恐）・（驚）	（鹹） かん

※腎は（二陰）に開竅（かいきょう）する。
※歯は（骨余）（こつよ）、髪は（血余）（けつよ）といわれる。

⑤**腎と自然**

問題077：腎と自然に関して、以下の空欄に言葉を入れて文章を完成させよ。

• 腎は陰液が旺盛な臓腑であるため、（陰）が旺盛になる（冬）と相応する。このため冬の気候変化は、腎の機能に影響を与えやすい。

髄、骨、髪	耳、二陰
髄は精から化生され、骨は髄に滋養される。髪は精から化生された血の滋養を受ける。	腎は耳と二陰に開竅する。つまりこれらは、腎の機能が反映する窓ともいえる。

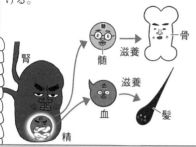

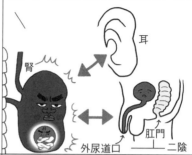

唾	志
唾は口腔内の津液で、腎精が変化したものと考えられている。	志とは、記憶、思考、経験などを保存することで、腎の生理特性である封蔵と関係が深い。

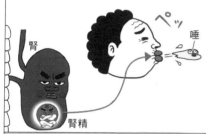

恐、驚	鹹
腎の機能が失調すると、気機が下がり、些細なことで恐がったり驚いたりするようになる。	鹹味（塩からい味）には下す・軟らかくする・散らすなどの作用があるので、鹹味を適度に摂取すると過度の封蔵を抑制し、水液代謝を調節する。

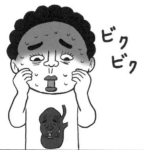

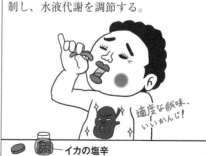

■図2-36

⑥腎の病証

問題078：腎の病証に関して、以下の表を完成させよ（図2-37）。

腎の病証			原因・症状
腎精不足 （じんせいぶそく）	原因		加齢・久病・房事過多などによる腎精不足
	症状	先天の性の不足	（発育遅延）、（虚弱体質）
		生殖機能の失調	（性欲減退）、（不妊症）、（陽萎）、（無月経）
		髄海の滋養不足	（耳鳴）、（難聴）、（眩暈）、（健忘）、（脱毛）、（視力減退）
		腎機能の失調	（腰膝酸軟）
腎気虚 （じんききょ）	原因		腎機能の全般的な失調
	症状	腎気の不足	（精神疲労）、（倦怠感）、（腰膝酸軟）
		腎気不固	（遺尿）、（頻尿）、（流産）、（早産）
		腎不納気	（呼吸困難）、（息切れ）、（呼多吸少）
腎陽虚 （じんようきょ）	原因		加齢・久病・先天の精の不足、外邪などによる陽気の損傷
	症状	陽気の不足	（四肢の冷え）、（寒がり）
		腎機能の失調	（腰膝酸軟）、（精神疲労）、陽萎、不妊症
		主水の失調	（泄瀉）、（夜間尿）
腎陰虚 （じんいんきょ）	原因		加齢・久病、熱病などによる腎陰不足
	症状	腎陰の不足	（腰膝酸軟）、（耳鳴）、（難聴）
		陰液の不足	（手足心熱）、（のぼせ）、（口乾）、（盗汗）

⑦膀胱の生理作用

問題079：膀胱の生理作用に関して、以下の表を完成させよ。

貯尿と排尿	・尿を溜める機能を（貯尿）、尿を体外へ排泄することを（排尿）という。 ・貯尿と排尿は（腎の気化機能）、または（膀胱の気化機能）とも呼ばれる。 ・膀胱は（腎）から送られた尿を溜め、一定量に達すると体外へ排泄する。

腎精不足	腎気虚（腎気不固、腎不納気）
加齢・久病・房事過多などで腎精が不足した状態。	腎機能が全般的に失調した状態。腎気不固、腎不納気を含む。

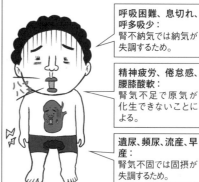

腎精不足:

耳鳴、難聴、眩暈、健忘、脱毛、視力減退:
精の不足で髄海の滋養が不十分になるため。

発育遅延、虚弱体質:
先天の精が不足するため。

腰膝酸軟※:
腎の機能失調による。

性欲減退、不妊症、陽萎※、無月経:
生殖に関する精の不足による。

腎気虚:

呼吸困難、息切れ、呼多吸少:
腎不納気では納気が失調するため。

精神疲労、倦怠感、腰膝酸軟:
腎気不足で原気が化生できないことによる。

遺尿、頻尿、流産、早産:
腎気不固では固摂が失調するため。

腎陽虚	腎陰虚
腎陽が不足した状態。加齢・久病・先天の精の不足、外邪などで陽気が損傷することが原因。	加齢・久病、熱病などで腎陰が不足した状態。

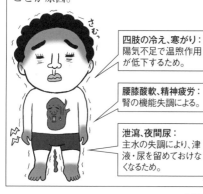

四肢の冷え、寒がり:
陽気不足で温煦作用が低下するため。

腰膝酸軟、精神疲労:
腎の機能失調による。

泄瀉、夜間尿:
主水の失調により、津液・尿を留めておけなくなるため。

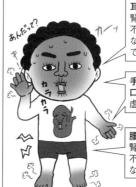

耳鳴、難聴:
腎陰不足は、精の不足、髄の不足につながり、髄海を滋養できなくなるため。

手足心熱、のぼせ、口乾、盗汗:
虚熱による。

腰膝酸軟:
腎陰不足では精が不足し、骨を強くできないため。

■図2-37

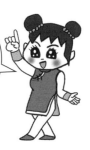

※腰膝酸軟とは腰や膝に力が入らない、だるいなどの症状のこと。陽萎とは、インポテンツのことよ。

⑧膀胱の病理

問題080：膀胱の病理に関して、以下の空欄に言葉を入れて文章を完成させよ。

- 腎の気化作用が失調すると、津液を尿に変えられず（排尿障害）、（尿閉）が起こる。
- 腎の固摂作用が失調すると、尿を溜められず（頻尿）、（遺尿）が起こる。

⑨膀胱の病証

問題081：膀胱の病証に関して、以下の表を完成させよ。

膀胱の病証		原因・症状
ぼうこうしつねつ 膀胱湿熱	原因	膀胱での湿熱停滞
	症状	湿熱の停滞：（頻尿）、（尿意促迫）、（小便短赤）、尿混濁、排尿痛、血尿

6）三焦（上焦・中焦・下焦）

問題082：三焦の概念に関して、以下の空欄に言葉を入れて文章を完成させよ。

- 三焦は、上焦・中焦・下焦にある臓腑機能を（統轄）し、諸気・津液を運行させる（通路）として働く。
- 三焦は（名あって形なし）といわれる。

①三焦の生理作用

問題083：三焦作用の生理に関して、以下の表を完成させよ（図2-38）。

気の通路	・（原気）などの諸気を運行させる通路となる。 ・（気機）を調節する。→（諸気を主宰する）
津液の通路	・（津液）の流通と排泄は、多くの臓腑の共同作用により、三焦を通路として行われる。

※三焦において生理物質が化生される過程を（三焦気化）という。

1. 組織・器官以外の間隙全てが三焦である。

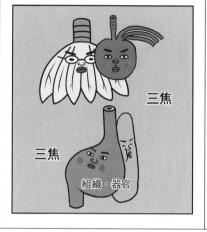

三焦

三焦

組織・器官

2. 気の通路となる。特に原気は三焦を通り、各臓腑に運ばれるため、三焦との関係が深い。また、津液の流通と排泄は、多くの臓腑の共同作用により、三焦を通路として行われる（図2-12参照）。

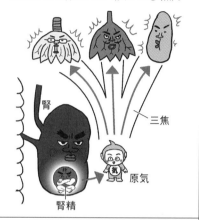

腎

三焦

原気

腎精

3. 三焦において生理物質が化生される過程を三焦気化という。
〈例〉体内の水分量調節

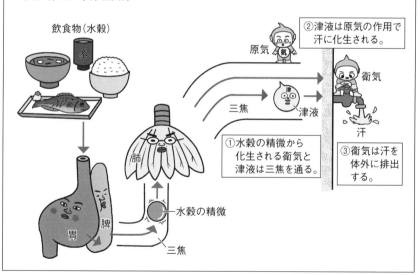

飲食物（水穀）

茶

②津液は原気の作用で汗に化生される。

原気

衛気

三焦

津液

肺

①水穀の精微から化生される衛気と津液は三焦を通る。

③衛気は汗を体外に排出する。

汗

水穀の精微

脾

胃

三焦

■図2-38

第2章 生理と病理

79

②上焦・中焦・下焦

問題084：上焦・中焦・下焦に関して、以下の表を完成させよ。

三焦	部位	所属臓腑	機　　能
上焦	横隔膜から上	心・肺	・生理物質を全身に（輸布）し、組織・器官を（滋養）・（温煦）する。
中焦	横隔膜から臍まで	脾・胃	・飲食物（水穀）を消化・吸収し、生理物質を（化生）する。
下焦	臍から下	肝・腎・小腸・大腸・膀胱	・水穀・水液の（清濁を分別）し、不要なものは排泄する。

③三焦の病理

問題085：三焦の病理に関して、以下の空欄に言葉を入れて文章を完成させよ。

・原気が各臓腑に運ばれず、各臓腑の機能が（失調）する。

・津液が停留して（浮腫）や（尿量の減少）が起こる。

7）奇恒の腑

問題086：奇恒の腑に関して、以下の表を完成させよ。

奇恒の腑	特徴・機能	関連する臓
脳	・（元神の腑）とも呼ばれる。 ・（髄海）とも呼ばれる。 ・（生命活動）を主宰する。 ・（精神活動）や（感覚と運動）を主る。	（心・腎）
脈	・（血脈）・（血府）とも呼ばれる。 ・（気血）を運行する。 ・（情報伝達）に関与する。	（心）
骨	・（髄の府）とも呼ばれる。 ・（髄）を貯蔵し、（肢体）を支える。	（腎）
髄	・（腎精）から化生される。 ・（脳）や（骨）を滋養する。	（腎）
女子胞	・女性の生殖器官のことで、（胞宮）とも呼ばれる。 　※男性の生殖器官は（精室）と呼ばれる。 ・（月経）、（妊娠）、（出産）に関与する。 ・（衝脈）・（任脈）・（督脈）と密接に関係する。	（肝・腎）

※奇恒の腑には（胆）も含まれる。

3. 経絡

（1）経絡の構成

問題087：経絡の構成に関して、以下の空欄に言葉を入れて文章を完成させよ（図2-39）。

- 経絡は（経脈）と（絡脈）から構成される。
- 経脈は（正経）と（奇経）に大別される。
- 正経には12の経脈があり、（十二経脈）といわれる。
- 奇経には8の経脈があり、（奇経八脈）といわれる。
- 絡脈には（大絡（別絡））・（浮絡）・（孫絡）がある。
- 絡脈は体表に多く分布し、（経筋）と（皮部）に連絡する。

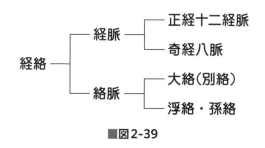

■図2-39

1）経脈

①十二経脈

問題088：十二経脈に関して、以下の表を完成させよ。

十二経脈	循　行
手三陰経	（胸腔内）から（手指末端）に向かい、手三陽経につながる。
手三陽経	（手指末端）から（頭顔面部）に向かい、足三陽経につながる。
足三陽経	（頭顔面部）から（足趾末端）に向かい、足三陰経につながる。
足三陰経	（足趾末端）から（腹腔）または（胸腔）に向かい、手三陰経につながる。

②奇経八脈

問題089：奇経八脈に関して、以下の表を完成させよ。

奇経八脈	作　用
督脈	・（陽経）の気血を調節する。
任脈	・（陰経）に対する調整作用を持ち、（月経）、妊娠、出産を調節する。
衝脈	・（十二経脈）の気血を調節するため、（十二経の海）、（血海）といわれる。 ・（月経）の調節に深く関与する。
帯脈	・上下に走る（各経脈）を束ねて調節する。
陰蹻脈・陽蹻脈	・下肢と体幹の両側の（陰陽）を調節する。 ・下肢の内側と外側に分布する（陰経）と（陽経）を協調させる。
陰維脈・陽維脈	・（陰経）と（陽経）をそれぞれ連絡する。

※奇経八脈は臓腑との（属絡）関係や、奇経同士の（表裏）関係を持たない。

2）絡脈
①十五絡脈
問題090：十五絡脈に関して、以下の空欄に言葉を入れて文章を完成させよ。
・十五絡脈とは、十二正経、任脈、督脈の（絡穴）から1本ずつ分かれたものに（脾の大絡）を加えたものである。

②浮絡・孫絡
問題091：浮絡・孫絡に関して、以下の空欄に言葉を入れて文章を完成させよ。
・浮絡とは、（身体表層）にあり、皮膚表面に浮いたように見える絡脈である。
・孫絡とは、分布する領域に沿って（拡散）して存在する細かな絡脈である。

3）十二経筋

問題092：十二経筋の循行に関して、以下の表を完成させよ。

手三陰経筋	（胸郭）の上下に集まる。
手三陽経筋	（顔面部）に集まる。
足三陰経筋	（腹部）に集まる。
足三陽経筋	（顔面部）に集まる。

（2）経絡の病理

1）十二経脈の病証

問題093：十二経脈の病証に関して、以下の表を完成させよ（図2-40）。

十二経脈	経絡走行上の病証	経絡関連病証
手太陰肺経	（上肢前面外側）の痛み、（手掌）のほてり	（咳嗽）、（息切れ）、（胸苦しさ）、（胸の熱感）
手陽明大腸経	（喉）の腫れ痛み、（上肢外側）の痛み、（示指）の痛み	（下歯）の痛み、（鼻出血）
足陽明胃経	（顔面）の麻痺、（前頚部）の腫れ、（前胸部・腹部・鼠径部・下肢前面・足背）の痛み	（躁鬱状態）、（鼻出血）、（消化吸収）の異常
足太陰脾経	（前胸部・心下部・腋下）の圧迫感、（下肢内側）の腫れ痛み、（第1趾）の麻痺	（腹部膨満感）、（嘔吐）、（軟便・下痢）、（全身倦怠感）
手少陰心経	（心臓部痛）、（上肢前面内側）の痛み、（手掌）のほてり・痛み	（喉）の渇き、（脇）の痛み
手太陽小腸経	（頚)が腫れ、（後ろを振り返る)ことができない、（肩・上腕)の激しい痛み、（頚・肩・上肢後面内側)の痛み	（喉・顎）の腫れ痛み、（難聴）
足太陽膀胱経	（頭頂部・後頭部痛）、（体幹後面・下肢後面)の痛み、（第5趾）の麻痺	（脊柱）の痛み、（目）の痛み、（鼻出血）、（痔）、（おこり）、（精神異常）
足少陰腎経	（腰部・大腿内側）の痛み・冷え・しびれ、（足底）のほてり、（口腔内・咽頭部）の炎症	（空腹感）はあるが食欲がない、（顔）が黒ずむ、（呼吸）が苦しくせき込む、（喘鳴）、（血痰）、（立ちくらみ）、（寝る）ことを好んで起きたがらない、（心配性）でびくびくする

手厥陰心包経	（心臓部痛）、（腋）の腫れ、（上肢）のひきつり、（手掌）のほてり、（季肋部）のつかえ	（胸苦しさ）、（顔色）が赤い、（精神不安定）
手少陽三焦経	（耳後〜肩上部〜上肢後面）の痛み、（薬指）の麻痺、（目尻から頬）の痛み、（難聴・耳鳴り）	（咽頭・喉頭）の炎症、（発汗）
足少陽胆経	（目尻・側頭部・顎関節・鎖骨上窩・体幹外側・下肢外側）の痛み、（第4趾）の麻痺、（寝返り）が打てない、（足）が外反し、ほてる	（口苦）、よく（ため息）をつく、（顔色）がくすむ、（カサカサ）して（艶）がない、（頚部）のリンパ節結核
足厥陰肝経	（疝気（男））、（下腹部膨満感（女））、（遺尿・尿閉）、（腰痛）、（うつむいたり仰向いたり）できない、（季肋部）の腫れ、（陰嚢痛）	（嘔吐）、ひどい（下痢）、（喉）の渇き、（顔色）がすすけて青黒くなる

2）奇経八脈の病証

問題094：奇経八脈の病証に関して、以下の表を完成させよ。

奇経八脈	病　証
督脈	（背骨）のこわばり、（頭痛）、（足）の冷え・痛み、（痔）、（下腹部から胸まで）つきあげる痛み、（心臓部痛）、（浮腫）、（遺尿）、（不妊）
任脈	（疝気（男））、（帯下）、（月経異常）、（腹部皮膚）の痛み・かゆみ
衝脈	（逆気（悪心・嘔吐・めまい・頭痛））して（下痢）
帯脈	（腹）がはり、（腰）は（水中）に座っているときのように（冷え）たり、（フワフワ）したり、（すわり）が悪い
陽蹻脈	（陰）が緩んで（陽）がひきつる（（下肢内側）の麻痺・（前半身）が緩み、（後ろ半身）がひきつる）、（目）が痛む
陰蹻脈	（陽）が緩んで（陰）がひきつる（（下肢外側）の麻痺・（後ろ半身）が緩み、（前半身）がひきつる）
陽維脈	（寒熱）に苦しむ
陰維脈	（心臓部痛）

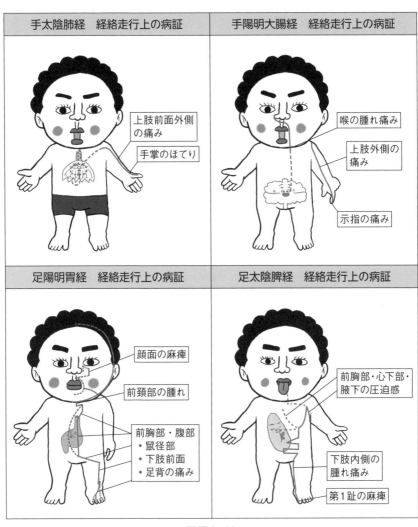

■図2-40

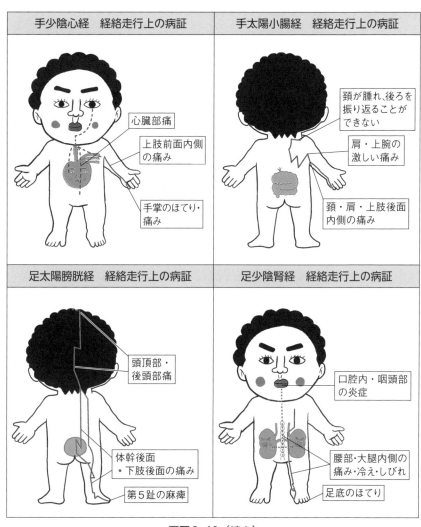

手少陰心経　経絡走行上の病証	手太陽小腸経　経絡走行上の病証
心臓部痛 上肢前面内側の痛み 手掌のほてり・痛み	頚が腫れ、後ろを振り返ることができない 肩・上腕の激しい痛み 頚・肩・上肢後面内側の痛み
足太陽膀胱経　経絡走行上の病証	足少陰腎経　経絡走行上の病証
頭頂部・後頭部痛 体幹後面・下肢後面の痛み 第5趾の麻痺	口腔内・咽頭部の炎症 腰部・大腿内側の痛み・冷え・しびれ 足底のほてり

■図2-40（続き）

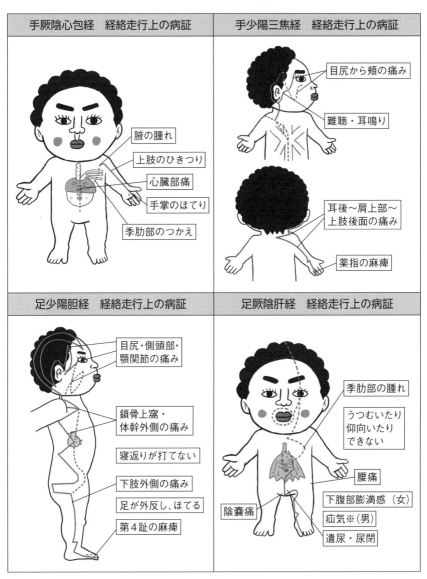

手厥陰心包経　経絡走行上の病証

- 腋の腫れ
- 上肢のひきつり
- 心臓部痛
- 手掌のほてり
- 季肋部のつかえ

手少陽三焦経　経絡走行上の病証

- 目尻から頬の痛み
- 難聴・耳鳴り
- 耳後～肩上部～上肢後面の痛み
- 薬指の麻痺

足少陽胆経　経絡走行上の病証

- 目尻・側頭部・顎関節の痛み
- 鎖骨上窩・体幹外側の痛み
- 寝返りが打てない
- 下肢外側の痛み
- 足が外反し、ほてる
- 第4趾の麻痺

足厥陰肝経　経絡走行上の病証

- 季肋部の腫れ
- うつむいたり仰向いたりできない
- 腰痛
- 下腹部膨満感（女）
- 疝気※（男）
- 遺尿・尿閉
- 陰嚢痛

※疝気は、腹や腰、特に下腹部の疼痛、男性の場合は陰器（生殖器）の痛み。

■図2-40（続き）

3）是動病と所生病

問題095：是動病と所生病に関して、以下の表を完成させよ（図2-41）。

是動病 （ぜどうびょう）	所生病 （しょせいびょう）
・（気）の病	・（血）の病
・（本経）の病	・（他経）の病
・（外因）が起こす病	・（内因）が起こす病
・（経絡）の病	・（臓腑）の病

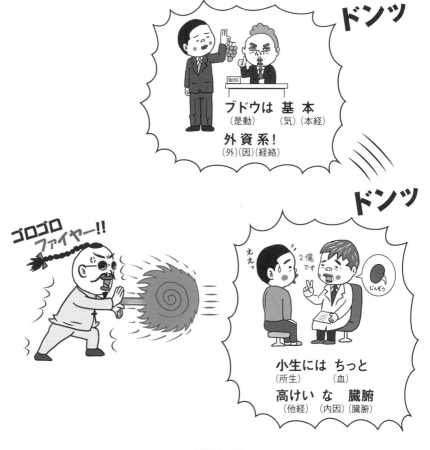

■図2-41

4. 病因病機

(1) 病因

問題096：病因に関して、以下の空欄に言葉を入れて文章を完成させよ。

• 病因は（外感病因）、（内傷病因）、（病理産物とその他の病因）に大別される。
• 外感病因には（六淫）、（疫癘）が含まれる。
• 内傷病因には（飲食不節）、（労逸）、（房事過多）、（七情の失調）が含まれる。
• 病理産物とその他の要因には（痰湿）、（瘀血）、（外傷）などが含まれる。

1) 外感病因

①六淫

ア．風邪

問題097：風邪に関して、以下の表を完成させよ（図2-42）。

六淫		特　徴
風邪	一般特性	• （四季）を通して現れる（陽邪）である。
	軽揚性	• 人体の（上部）・（体表）、（肺）に影響する。 • （頭痛）、（鼻づまり）、（咽喉部痛・痒み）、（眼瞼・顔面の浮腫）が起こる。
	開泄性	• 腠理を開けて（衛気・津液）を外に泄らす。 • （悪風）や汗が多く出るなどの症状が起こる。
	遊走性	• 症候の部位や時間が（一定）しない。 • 発病が（急）で、容易に（他の病変）へ転化する。 • （痙攣）、（振戦）が起こる。
	百病の長	• 他の外邪の侵襲を先導するので（百病の長）といわれる。

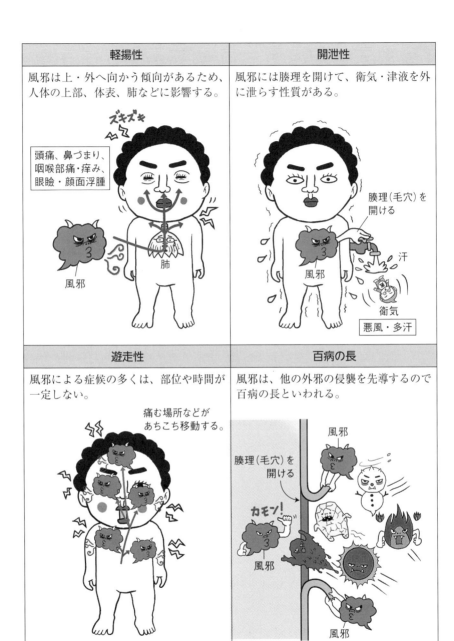

軽揚性	開泄性
風邪は上・外へ向かう傾向があるため、人体の上部、体表、肺などに影響する。	風邪には腠理を開けて、衛気・津液を外に泄らす性質がある。

ズキズキ

頭痛、鼻づまり、
咽喉部痛・痒み、
眼瞼・顔面浮腫

肺

風邪

腠理（毛穴）を
開ける

汗

風邪

衛気

悪風・多汗

遊走性	百病の長
風邪による症候の多くは、部位や時間が一定しない。	風邪は、他の外邪の侵襲を先導するので百病の長といわれる。

痛む場所などが
あちこち移動する。

腠理（毛穴）を
開ける

カモン！

風邪

風邪

風邪

風邪

■図2-42

イ．寒邪

問題098：寒邪に関して、以下の表を完成させよ（図2-43）。

六淫		特　徴
寒邪 （かんじゃ）	一般特性	• 体が（冷える）と人体に侵襲する（陰邪）で、（冬）に出現することが多い。
	寒冷性	• （寒冷）の性質を持ち、（悪寒）、（寒がり）、（四肢の冷え）として現れる。 • 盛んになると（陽気）を損傷する。
	凝滞性	• 気血を（停滞）させ、（疼痛）が起こる。
	収引性 （収斂性）	• （腠理）・筋・経脈が収縮する。 • 腠理が収縮すると（無汗）になる。 • 気血を（停滞）させ、（疼痛）、（こわばり）が起こる。

ウ．湿邪

問題099：湿邪に関して、以下の表を完成させよ（図2-44）。

六淫		特　徴
湿邪 （しつじゃ）	一般特性	• （多湿）な環境で人体に侵襲する（陰邪）で、（長夏）に出現することが多い。
	重濁性	• 陽気を停滞させ（全身倦怠感）が起こる。 • （酸痛）、（体重節痛）、（頭重）などが起こる。
	粘滞性	• 湿邪が経絡・関節に停滞すると（関節痛）が起こり、経過が（長引き）、（再発）もしやすい。
	下注性	• 人体の（下部）に障害が起こりやすい。 • （下痢）、（下肢の浮腫）、排尿障害、帯下などが起こる。
	脾を損傷	• 脾は（水液）の運化を行うため（痰湿）が生じやすく、湿邪の影響を受けやすい。 • 湿邪の停滞により脾の（陽気）が損傷する。

寒冷性	凝滞性
寒邪は、寒冷の性質を持ち、悪寒、寒がり、四肢の冷えとして現れる。盛んになると陽気を損傷する。	寒邪が陽気を損傷することで、温煦・推動作用が低下する。その結果、気血が停滞し、疼痛が起こる。

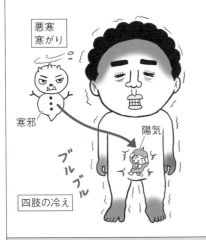

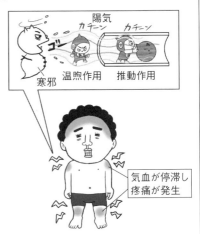

収引性（収斂性）
寒邪が人体に影響を及ぼすと、腠理・経脈・筋が収縮し、無汗などが起こる。また、気血を停滞させ、疼痛、こわばりが起こる。

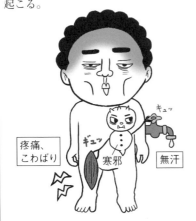

寒邪は寒い冬に出現することが多いけど、夏でも冷房で冷えたり、雨に濡れたりすると、人体に侵襲するのよ！

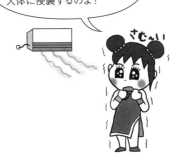

■図2-43

重濁性	粘滞性
湿邪は、陽気を停滞させ、全身倦怠感を起こす。また、酸痛、体重節痛、頭重なども起こす。	湿邪は粘りがあり動きづらく、気機を滞らせる。経絡・関節に停滞すると関節痛が起こり、経過が長引き、再発もしやすい。

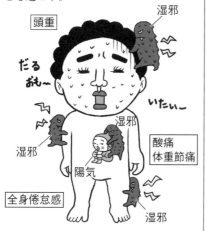

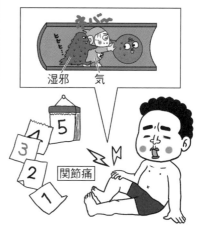

下注性	脾を損傷しやすい
湿邪は下に向かう性質があり、人体の下部に障害が起こりやすい。下痢、下肢の浮腫、排尿障害、帯下などが起こる。	脾は水液の運化を行うため痰湿が生じやすく、湿邪の影響を受けやすい。湿邪の停滞により脾の陽気が損傷する。

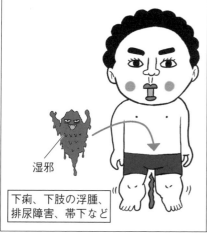

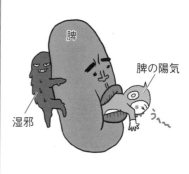

■図2-44

エ．燥邪

問題100：燥邪に関して、以下の表を完成させよ（図2-45）。

六淫		特　　徴
燥邪 （そうじゃ）	一般特性	・（秋）に出現することが多い（陽邪）である。
	乾燥性	・（津液）を損傷し、（口・鼻・皮膚）の乾燥を起こす。
	肺を損傷	・肺は（鼻）に開竅するので燥邪の影響を受けやすい。 ・（咳嗽）、（喘息）、（血痰）などが起こる。

乾燥性	肺を損傷しやすい
燥邪は、津液を損傷し、口・鼻・皮膚の乾燥を起こす。	燥邪は口や鼻から侵入するので、鼻に開竅する肺は燥邪の影響を受けやすい。燥邪により、肺が侵されると、咳嗽、喘息、血痰などが起こる。

血痰

燥邪

カサカサ

燥邪

ゴホ ゴホ

咳嗽、喘息、
血痰など

肺

燥邪

■図2-45

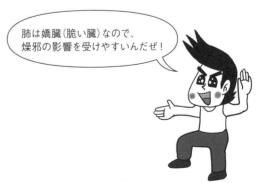

肺は嬌臓（脆い臓）なので、
燥邪の影響を受けやすいんだぜ！

オ. 熱邪（暑邪・火邪）

問題101：熱邪（暑邪・火邪）に関して、以下の表を完成させよ（図2-46・47）。

六淫			特　徴
熱邪 （ねつじゃ）	暑邪 （しょじゃ）	一般特性	・（夏）に出現する（熱邪）である。
		炎熱性	・（高熱）、（大汗）が起こる。 ・（津液）が消耗し、激しい（口渇）が起こる。
		昇散性	・（気）と（津液）が損傷する。
		湿邪を伴う	・湿邪が脾に影響すると（食欲不振）などが起こる。
	火邪 （かじゃ）	一般特性	・外邪が長期間体内に停滞すると（熱化）し火邪となる。
		炎上性	・（発熱）、（ほてり）、（口渇）、（顔面紅潮）などが起こる。 ・火熱が炎上すると（心神）に影響する。
		気・津液を 損傷	・火熱は（津液）を損傷し、（尿量減少）、（便秘）などを引き起こす。 ・火熱は（気）を損傷するので（気虚）症状も起こる。
		生風、動血	・火熱の停滞は、風に揺られるような症状を起こす。 →（生風）（せいふう） ・火熱は血脈の勢いを増し、損傷させ出血を起こす。 →（動血）

②疫癘

問題102：疫癘に関して、以下の空欄に言葉を入れて文章を完成させよ。

・疫癘とは、強力な（伝染性）・（流行性）を持った（外邪）のことである。

・疫癘の発病は（急激）で、症状も（重篤）になる。

・疫癘は（空気）、（水）、（食物）、（汚染物）などを介して、人体に侵襲する。

・疫癘には（耳下腺炎）、（ジフテリア）、（猩紅熱）（しょうこうねつ）、（天然痘）、（コレラ）、（ペスト）、（新型インフルエンザ）、（新型コロナ）などがある。

・疫癘は（異常気象）、（自然災害）、（衛生状態）や（流行対策の適否）などと密接に関係する。

炎熱性	昇散性
暑邪が人体に影響すると、高熱、大汗が起こる。また、熱のため、津液が消耗し、激しい口渇が起こる。	暑邪の昇散性で腠理が開き、多汗になることで、気と津液が損傷する。

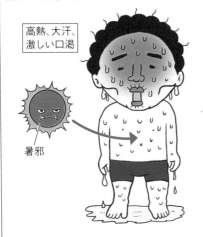

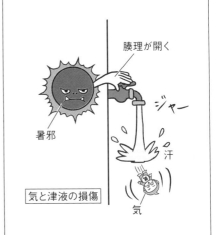

湿邪を伴う
暑邪は湿邪を伴い、湿邪が脾に影響すると食欲不振などが起こる。

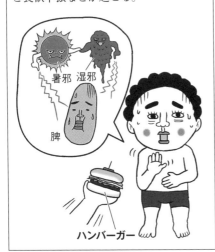

■図2-46

夏に限定して出現する熱邪を
暑邪、夏以外の熱邪、あるいは
熱邪が旺盛になったのが火邪だ！

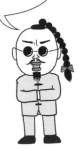

炎上性	気と津液を損傷する
火邪は温熱性に加えて上へ向かう性質があるため、発熱、ほてり、口渇、顔面紅潮などが起こる。また、火熱が炎上すると心神に影響し、心煩、不眠などが起こる。	火熱は津液を損傷するので、尿量減少、便秘などを引き起こす。また、気も損傷するので気虚症状も起こす。

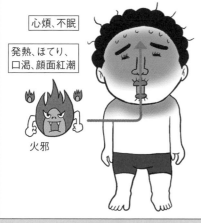

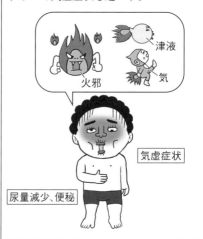

生風、動血
火熱の停滞は、風に揺られるような症状を起こす（生風）。また、火熱は血脈の勢いを増し、損傷させ出血を起こす（動血）。

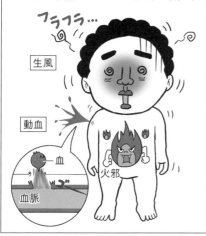

■図2-47

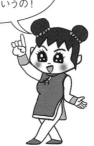

外邪が長期間体内に停滞すると、熱化して火邪になることがあるのよ。そしてそれを五気化火というの！

2）内傷病因
①飲食不節
問題103：飲食不節に関して、以下の空欄に言葉を入れて文章を完成させよ。

- 飲食不節とは、食事量の（過不足）、（不衛生）な飲食物の摂取、（偏食）のことである。
- 飲食不節は特に（脾胃）に影響を及ぼす。

②労逸
問題104：労逸に関して、以下の空欄に言葉を入れて文章を完成させよ。

- 労逸とは、（労倦）と（安逸）のことである。
- 労倦では（倦怠感）、（消痩）、（食欲不振）などが起こる。
- 安逸では気機が滞り、（痰湿）や（血瘀）が生じ、脾胃に影響が及ぶと（食欲不振）、無力感、精神疲労などが起こる。

③房事過多
問題105：房事過多に関して、以下の空欄に言葉を入れて文章を完成させよ。

- 房事過多では（腎精）を消耗し、（腰膝酸軟）、（眩暈）、（耳鳴）などが起こる。

④七情の失調
問題106：七情の失調に関して、以下の空欄に言葉を入れて文章を完成させよ。

- 特定の精神的刺激（七情）を受け続ける、あるいは突然の強い精神的な刺激により、（臓腑）や（気血）の機能が失調する。

3）病理産物とその他の要因
①体内の要因
ア．痰湿
問題107：痰湿に関して、以下の空欄に言葉を入れて文章を完成させよ。

- 痰湿は（脾）・（肺）・（腎）の機能失調や（多飲）、（湿邪）の侵襲で生じる病理産物で、様々な病証が起こる。

イ. 瘀血

問題108：瘀血に関して、以下の空欄に言葉を入れて文章を完成させよ。

- 瘀血は（気虚）、（気滞）、（血虚）、（寒邪）などで生じる病理産物で、様々な病証が起こる。

②体外からの要因（外傷）

問題109：外傷に関して、以下の空欄に言葉を入れて文章を完成させよ。

- 外傷とは（打撲）、（捻挫）、（骨折）、（刺傷）、（火傷）、（凍傷）などのことである。

③三毒説

問題110：三毒説に関して、以下の表を完成させよ。

血毒	（瘀血）、（月経障害）、（打撲）などで生じた非生理的な血のことである。
水毒	病的な（滲出液）、異常な（分泌液）のことである。
食毒	大便が消化管内に停滞し、（宿便）となって自家中毒を起こすものである。

（2）病機

1）内生五邪

問題111：内生五邪に関して、以下の空欄に言葉を入れて文章を完成させよ。

- 体内で発生する六淫に類似した病態を（内生五邪）という。
- 六淫は主に気候変化に起因するが、内生五邪は主に（臓腑機能）の失調による。

問題112：内生五邪に関して、以下の表を完成させよ。

内生五邪	特　徴
内風 （ないふう）	• （陽盛（実熱））、（血虚）、（陰虚）によって起こる。 • （痙攣）、（振戦）、（眩暈）などが起こる。 • （肝）の機能失調と関連があるため（肝風）ともいう。
内寒 （ないかん）	• 寒性の飲食物の過食、臓腑失調により（陽気）が損傷・不足して起こる。 • （寒がり）、（四肢の冷え）などが起こる。
内湿 （ないしつ）	• 多飲や臓腑の失調で（水液代謝）が失調し、痰湿が停滞して起こる。 • （浮腫）、（下痢）などが起こる。
内燥 （ないそう）	• 多汗、出血、下痢などによる（陰液）の流出、（火熱）による陰液の損傷によって起こる。 • （皮膚の乾燥）、（口渇）などが起こる。
内熱・内火 （ないねつ・ないか）	• 飲食不節や臓腑機能の失調することで、人体の（陽気）が有余となり内火が生じる。 • 内熱・内火が停留すると、（癰腫）（ようしゅ）、（瘡瘍）（そうよう）、（腫瘍）などを形成することがある。

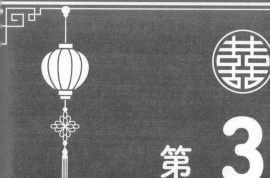
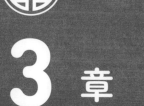

第3章
東洋医学の思想

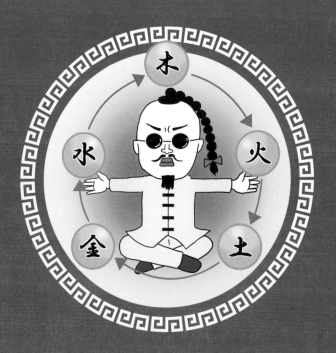

DERUNII MUSOU NO TOUYOUIGAKUGAIRON!

1. 陰陽学説

（1）陰陽学説の基本内容

問題001：陰陽学説の基本内容に関して、以下の表を完成させよ。

方向性

陽	上	左	外	末端	出	昇	浮
陰	（下）	（右）	（内）	（中心）	（入）	（降）	（沈）

陽	凸	東	南	天	進	動
陰	（凹）	（西）	（北）	（地）	（退）	（静）

自然界

陽	昼／朝	夏／春	熱／温	火
陰	（夜／夕）	（冬／秋）	（寒／涼）	（水）

陽	明	剛	白	奇数
陰	（暗）	（柔）	（黒）	（偶数）

1）陰陽の相互関係

問題002：陰陽の相互関係に関して、以下の表を完成させよ
（図3-1）。

(対立と互根(依存))	・陰陽は（対立（相反））する属性で成り立っている。 ・陰陽は互いに（正反対）の属性がないと成り立たない。
(対立と制約)	・陰陽は（対立）し、互いに（制約）し合っている。 ・（陰）は（陽）を制約し、（陽）は（陰）を制約し、平衡を取っている。
(消長と転化)	・陰陽の量が増減することを（陰陽消長）という。 〈例〉 真夜中から（陰）が減り、（陽）が増えることで昼となる。 昼を過ぎれば（陽）が減り、（陰）が増えることで夜となる。 ・陰陽は（転化）する。すなわち、陰極まれば（陽）に、陽極まれば（陰）となる。
(可分)	・陰陽に分けられることを（可分）という。 ・陰陽は（絶対的）なものよりも相対的なものが多く、陽中の陰、陰中の陽などと、無限に（細分化）することができる。

対立と互根（依存）	対立と制約

陰陽は対立（相反）する属性で成り立っている。また、陰陽は互いに正反対の属性がないと成り立たない。

陰陽は対立し、互いに制約し合っている。すなわち、陰は陽を制約し、陽は陰を制約することで、平衡を保っている。

〈例〉
暑い日（陽）には、水をかぶること（陰）で暑くなり過ぎないようにし、寒い日（陰）には、火で温まること（陽）で寒くなり過ぎないようにすることができる！

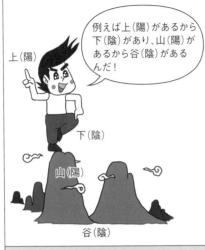

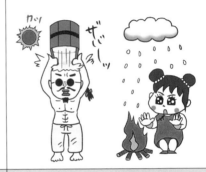

消長と転化	可　　分

陰陽の量が増減することを陰陽消長という。また、陰陽は転化する。すなわち、陰極まれば陽に、陽極まれば陰となる。

〈例〉
真夜中から陰が減り、陽が増えることで昼となる。昼を過ぎれば陽が減り、陰が増えることで夜となる。

陰陽に分けられることを可分という。陰陽は絶対的なものよりも相対的なものが多く、陽中の陰、陰中の陽などと、細分化することができる。

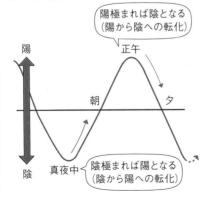

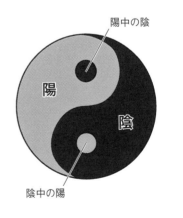

■図3-1

（2）東洋医学における陰陽学説の運用

1）人体における陰陽

問題003：人体における陰陽に関して、以下の表を完成させよ。

陽	男	幼	背	外	表	上部
陰	（女）	（老）	（腹）	（内）	（裏）	（下部）

陽	腑	気	衛	生	魂
陰	（臓）	（血／津）	（営）	（死）	（魄）

2）病と陰陽

問題004：病と陰陽に関して、以下の表を完成させよ。

陽	急性	温熱	乾燥	外側	亢進	強盛
陰	（慢性）	（寒冷）	（湿潤）	（内側）	（減退）	（衰弱）

2. 五行学説

（1）五行学説の基本内容

1）五行分類

問題005：五行分類に関して、以下の表を完成させよ。

五行（五材）	性質
木	（曲直）きょくちょく
火	（炎上）えんじょう
土	（稼穡）かしょく
金	（従革）じゅうかく
水	（潤下）じゅんか

2）五行の関係

問題006：五行の関係に関して、以下の表を完成させよ（図3-2）。

（相生）そうせい	一つの素材が別の素材を（生ずる）、という概念で、以下のように循環する： （木生火）、（火生土）、（土生金）、（金生水）、（水生木）
（相克）そうこく	素材が相互に（制約）し合う、という概念で、以下のように循環する： （木克土）、（土克水）、（水克火）、（火克金）、（金克木）
（相乗）そうじょう	（相克が過剰）に起こっている異常な状態である。
（相侮）そうぶ	本来は、相克で克するはずの側が、（克されて）いる異常な状態である。

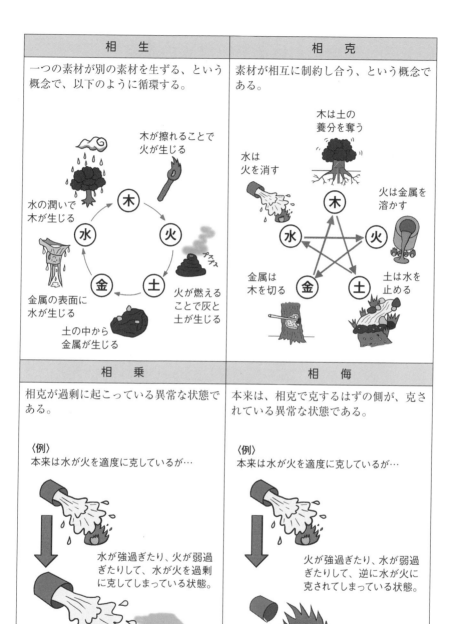

相　生	相　克
一つの素材が別の素材を生ずる、という概念で、以下のように循環する。	素材が相互に制約し合う、という概念である。

相生

木が擦れることで火が生じる

水の潤いで木が生じる

金属の表面に水が生じる

土の中から金属が生じる

火が燃えることで灰と土が生じる

相克

木は土の養分を奪う

水は火を消す

火は金属を溶かす

金属は木を切る

土は水を止める

相　乗	相　侮
相克が過剰に起こっている異常な状態である。	本来は、相克で克するはずの側が、克されている異常な状態である。

〈例〉
本来は水が火を適度に克しているが…

水が強過ぎたり、火が弱過ぎたりして、水が火を過剰に克してしまっている状態。

ジェ〜

〈例〉
本来は水が火を適度に克しているが…

火が強過ぎたり、水が弱過ぎたりして、逆に水が火に克されてしまっている状態。

■図3-2

（2）東洋医学における五行学説の運用

1）自然界の五行

問題007：自然界の五行に関して、以下の表を完成させよ（図3-3）。

五　行	木	火	土	金	水
五方	（東）	（南）	（中央）	（西）	（北）
五色	（青（蒼））	（赤）	（黄）	（白）	（黒）
五時（五季）	（春）	（夏）	（長夏）	（秋）	（冬）
五能	（生）	（長）	（化）	（収）	（蔵）
五気（五悪）	（風）	（熱（暑））	（湿）	（燥）	（寒）
五音	（角）<small>かく</small>	（徴）<small>ち</small>	（宮）<small>きゅう</small>	（商）<small>しょう</small>	（羽）<small>う</small>
五臭（五香）	（臊（羶））<small>そう せん</small>	（焦）<small>しょう</small>	（香）<small>こう</small>	（腥）<small>せい</small>	（腐）<small>ふ</small>

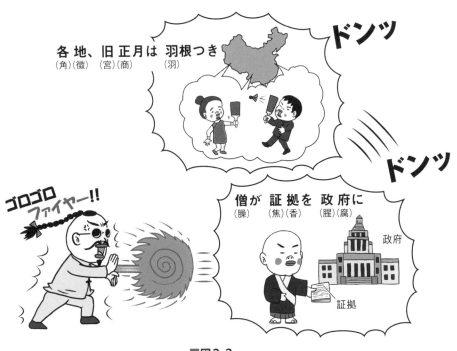

各 地、旧 正月は 羽根つき
（角）（徴）（宮）（商）　　（羽）

ゴロゴロ
ファイヤー!!

僧 が 証 拠 を 政 府 に
（臊）　（焦）（香）　（腥）（腐）

政府

証拠

ドンッ

ドンッ

■図3-3

2）人体の五行

問題008：人体の五行に関して、以下の表を完成させよ（図3-4）。

五　行	木	火	土	金	水
五臓	（肝）	（心）	（脾）	（肺）	（腎）
五華	（爪）	（面・色）	（唇）	（毛）	（髪）
五官（五根）	（目）	（舌）	（口）	（鼻）	（耳）
五液	（涙）るい	（汗）かん	（涎）せん	（涕）てい	（唾）だ
五味	（酸）さん	（苦）く	（甘）かん	（辛）しん	（鹹）かん
五体（五主）	（筋）	（血脈）	（肌肉）	（皮）	（骨）
五神	（魂）こん	（神）しん	（意）い	（魄）はく	（志）し
五脈	（弦）げん	（鈎）こう	（代）たい	（毛）もう	（石）せき
五志（五情）	（怒）	（喜）	（思）	（憂）	（恐）
五声	（呼）こ	（笑）しょう	（歌）か	（哭）こく	（呻）しん
五病※	（語）ご	（噫）あい	（吞）どん	（咳）がい	（欠）けつ
五労	（久行）	（久視）	（久坐）	（久臥）	（久立）
五役	（色）	（臭）	（味）	（声）	（液）

※五病は五臓の病で起こる症状のことである。

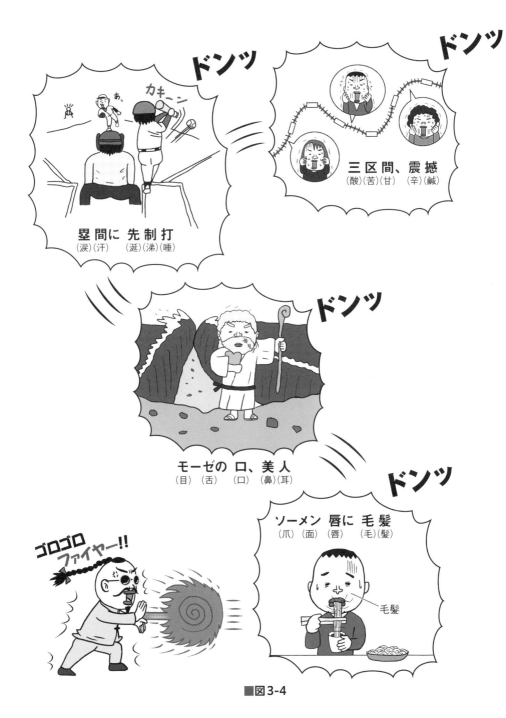

■図3-4

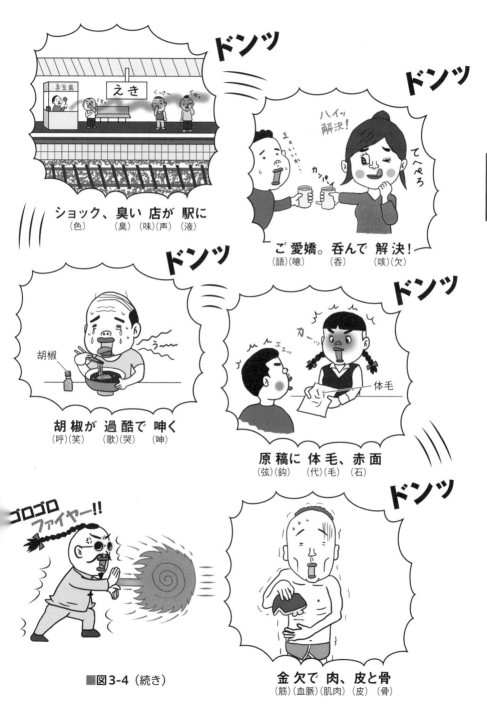

■図3-4（続き）

Memo

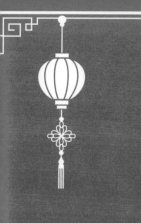

第 **4** 章

四診

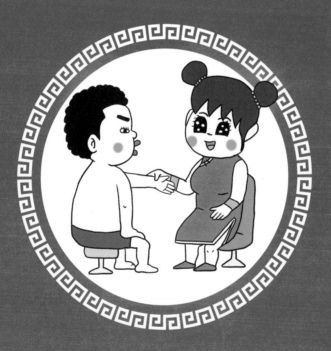

DERUNII MUSOU NO TOUYOUIGAKUGAIRON!

1. 望診

(1) 舌診

1) 舌の臓腑配当

問題001：舌の臓腑配当に関して、以下の表を完成させよ（図4-1）。

舌尖	（心）・（肺）
舌中	（脾）・（胃）
舌根	（腎）
舌辺	（肝）・（胆）

2) 舌質

①舌色

問題002：舌色に関して、以下の表を完成させよ。

淡紅	（正常）、（表証（外感病の初期））
淡白	（気血不足）、（寒証）
紅・絳	（実熱・陰虚による熱証）
青	（実寒）、（陽虚）、（寒凝血瘀の重症）
紫（暗）	（血瘀）

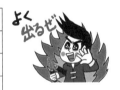

よく出るぞ

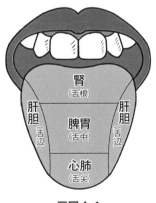

■図4-1

②舌形

問題003：舌形に関して、以下の表を完成させよ。

老	(実証)	
嫩 <small>どん</small>	(虚証)	
胖大 <small>はんだい</small>	(陽虚)、（痰湿）	
痩薄 <small>そうはく</small>	(気血不足)、（陰虚）	
裂紋 <small>れつもん</small>	(気血不足)、（陰虚）	
歯痕 <small>しこん</small>	胖大を伴う	(陽虚)、（痰湿）
	胖大を伴わない	(気虚)
点刺	(熱盛)、（心火）、（肝火）	
光滑	重度の（陰液損傷）	

③舌態

問題004：舌態に関して、以下の表を完成させよ。

強硬 <small>きょうこう</small>	(熱盛)、（痰湿）、（中風の前兆）
痿軟 <small>いなん</small>	(気血不足)、（陰虚）
顫動 <small>せんどう</small>	(風証)、（気血不足）
歪斜 <small>わいしゃ</small>	(中風)、（中風の前兆）

3）舌苔
①苔色

問題005：苔色に関して、以下の表を完成させよ。

白	薄白苔	(健康)、（表証）
	厚白苔	(寒証)
黄	(熱証)	
灰・黒	(裏証の重症)	

②苔質

問題006：苔質に関して、以下の表を完成させよ。

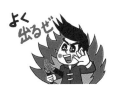

よく
出るぜ

薄	（健康）、（表証）
厚	（痰湿）、（食滞）
少	（陰虚）
剥落 はくらく	（胃気・胃陰の損傷）、（気血両虚）
潤	（健康）
滑	（陽虚）、（痰湿）
燥	（津液の損傷）、（陽虚）
膩・腐 じ・ふ	（痰湿）、（食滞）

2. 聞診

問題007：聞診に関して、以下の空欄に言葉を入れて文章を完成させよ。

・聞診は、（聴覚）と（嗅覚）により患者の心身から発する（音）や（臭い）から心身の状態を知る診察法である。

（1）声診

問題008：声診に関して、以下の空欄に言葉を入れて文章を完成させよ。

・声診とは、患者の声の高さ、（大きさ）、（声質）、（話し方）などから心身の状態を知る診察法である。

・ゆっくり話す、無口なものは（虚証）・（寒証）と考えられる。

・早口で話す、多言なものは（実証）・（熱証）と考えられる。

(2) 呼吸

問題009：呼吸に関して、以下の表を完成させよ。

短気 （たんき）	特徴	（息切れ）のこと。
	原因	特に（肺気虚）
少気 （しょうき）	特徴	呼吸が静かで浅く微弱で、音声が無力なもの。
	原因	（慢性的な虚証）
咳嗽 （がいそう）	特徴	声が出て痰が出ないものを（咳）、痰が出て声が出ないものを（嗽）という。
	原因	（風寒・風熱邪）による外感病、（肺気虚）、（肺腎陰虚）
哮 （こう）	特徴	呼吸が慌ただしく、喉から音が鳴るもの。
	原因	（痰湿）
喘 （ぜん）	特徴	呼吸困難のことで、虚喘（息が弱い）と実喘（息が荒い）に分けられる。
	原因	虚喘（肺腎両虚）
		実喘（痰湿）
噴嚏 （ふんてい）	特徴	（くしゃみ）のことで、嚏ともいう。
	原因	（風寒邪）による外感病
太息 （たいそく）	特徴	（ためいき）のことで、（嘆息 たんそく）ともいう。
	原因	（肝鬱気滞）、（胆経の病）
欠 （けつ）	特徴	（あくび）のことで、（呵欠 かけつ）ともいう。
	原因	労倦などによる（虚証）

(3) 発語

問題010：発語に関して、以下の表を完成させよ。

<ruby>譫語<rt>せんご</rt></ruby>	特徴	（うわごと）のこと。
	原因	（実証）
<ruby>鄭声<rt>ていせい</rt></ruby>	特徴	同じうわごとを繰り返すもの。
	原因	（虚証）
<ruby>独語<rt>どくご</rt></ruby>	特徴	独り言のこと。
	原因	（心気虚）
<ruby>錯語<rt>さくご</rt></ruby>	特徴	話が錯乱し、後に気づくもの。
	原因	（肝鬱気滞）、（心脾両虚）
<ruby>狂言<rt>きょうげん</rt></ruby>	特徴	荒唐無稽な妄言のこと。
	原因	（実熱）

(4) 異常音

問題011：異常音に関して、以下の表を完成させよ。

<ruby>嘔吐<rt></rt></ruby>	特徴	声が出て物が出ないものを（嘔）、物が出て声が出ないものを（吐）という。
	原因	（胃気上逆）
<ruby>噯気<rt>あいき</rt></ruby>	特徴	（げっぷ）のことで、<ruby>噫気<rt>あいき</rt></ruby>ともいう。
	原因	（胃気上逆）、（食滞胃脘）、（肝気犯胃）、中気不足
<ruby>吃逆<rt>きつぎゃく</rt></ruby>	特徴	（しゃっくり）のこと。
	原因	（胃気上逆）
<ruby>鼾声<rt>かんせい</rt></ruby>	特徴	（いびき）のこと。
	原因	（熱証）
<ruby>腹鳴<rt>ふくめい</rt></ruby>	特徴	腹部でゴロゴロと音がするもので、腸鳴ともいう。
	原因	（中焦の陽虚）、（寒湿内停）、（痰湿）
<ruby>矢気<rt>しき</rt></ruby>	特徴	（放屁）のことで、<ruby>失気<rt>しっき</rt></ruby>ともいう。
	原因	（脾気虚）、（肝鬱気滞）

（5）気味（体臭、口臭、排泄物・分泌物の臭い）

問題012：気味に関して、以下の空欄に言葉を入れて文章を完成させよ。

- （五臭）のいずれかの臭いがあれば、その臭いと関連する臓が病んでいると考える。
- 分泌物・排泄物の臭いが強ければ（実証）・（熱証）であることが多い。
- なまぐさい臭いは（虚証）・（寒証）であることが多い。

3. 問診

（1）基本的問診事項

1）寒熱
①寒熱症状

ア．寒症状

問題013：寒症状に関して、以下の表を完成させよ。

畏寒 （いかん）	特徴	（寒がり）のことで、暖を取れば次第に寛解するもの。
	原因	（陽虚）による（虚寒証）
悪寒 （おかん）	特徴	寒気を感じ、暖を取ってもなお寒く感じるもの。
	原因	寒邪による（実寒証）、陽虚による（虚寒証）
悪風 （おふう）	特徴	風にあたると軽い寒気を感じるため、風を嫌うもの。
	原因	風邪による（表実証）、気虚による（表虚証）
手足厥冷 （しゅそくけつれい）	特徴	自覚的・他覚的に手足が冷えるもの。
	原因	（陽虚）、（気滞）、（瘀血の停滞）

イ．熱症状

問題014：熱症状に関して、以下の表を完成させよ。

悪熱 （おねつ）	特徴	暑がり、熱に耐えがたいもの。
	原因	（裏証）、（風熱の邪の侵襲）
手足心熱 （しゅそくしんねつ）	特徴	手掌、足底が熱を持つもの。胸中の煩熱を伴うものを（五心煩熱 （ごしんはんねつ））という。
	原因	（陰虚内熱）

②全身の寒熱

問題015：全身の寒熱に関して、以下の表を完成させよ（図4-2）。

悪寒発熱 <small>お かんはつねつ</small>	特徴	悪寒と発熱がともにあるもの。	
	原因	（外感表証）	
但寒不熱 <small>たんかん ふ ねつ</small>	特徴	寒症状があるが、熱症状がないもの。	
	原因	（寒邪の侵襲）、（陽虚）	
但熱不寒 <small>たんねつ ふ かん</small>	熱症状があるが、寒症状がないもの。		
	壮熱 <small>そうねつ</small>	特徴	高熱が続き、悪寒せず悪熱するもの。
		原因	（裏実熱証）
	長期微熱 <small>ちょう き び ねつ</small>	特徴	微熱が長期にわたって起こるもの。
		原因	（陰虚）、（気虚）
	潮熱 <small>ちょうねつ</small>	特徴	（一定の時間帯）に体温上昇、熱感が強くなるもの。
		原因	• （陽明潮熱）：（日晡潮熱）ともいい、午後3時～5時（陽明の経気が盛んな時間帯）に体温が上昇する。 • 湿温潮熱：湿熱によるもので、午後に熱が高くなる。 • （陰虚潮熱）：陰虚によるもので、夕方～夜間に体温が上昇する。
寒熱往来 <small>かんねつおうらい</small>	特徴	悪寒するときは発熱がなく、発熱するときは悪寒がないもの。悪寒と発熱が交互に現れるもので、（往来寒熱）ともいう。	
	原因	（少陽病）、（半表半裏証）	

悪寒発熱	但寒不熱
悪寒と発熱がともにあるもの。	寒症状があるが、熱症状がないもの。
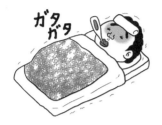	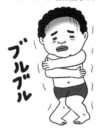
外感表証（外邪の侵襲による病の初期）で見られる。	寒邪の侵襲、陽虚などで温煦作用が低下して起こる。

但熱不寒（熱症状があるが、寒症状がないもの。）

壮　　熱	長期微熱	潮　　熱
高熱が続き、悪寒せず悪熱するもの。	微熱が長期にわたって起こるもの。	一定の時間帯に体温上昇、熱感が強くなるもの。
	微熱	ある時間帯
裏実熱証で見られる。	陰虚や気虚による発熱で見られる。	

寒熱往来

悪寒するときは発熱がなく、発熱するときは悪寒がないもの。悪寒と発熱が交互に現れる。往来寒熱ともいう。

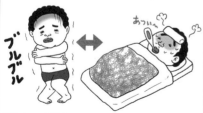

悪寒するけど発熱なし　　発熱するけど悪寒なし

少陽病、半表半裏証で見られる。

潮　　熱	原因	体温上昇の時間帯
陽明潮熱（日晡潮熱）	陽明病	午後3時〜5時（陽明の経気が盛んな時間帯）
湿温潮熱	湿熱	午後
陰虚潮熱	陰虚	夕方〜夜間

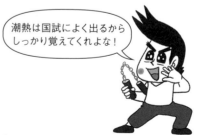

潮熱は国試によく出るからしっかり覚えてくれよな！

■図4-2

123

2）飲食
①食欲と食事量
問題016：食欲と食事量に関して、以下の表を完成させよ。

食欲不振	特徴	食欲の減退、食事量の減少のこと。
	原因	（脾胃虚弱）、（痰湿）、（肝の疏泄機能の失調）
厭食 えんしょく	特徴	食べ物、食べ物の臭いを嫌うことで、悪食ともいう。
	原因	（食滞）、（妊娠）
消穀善飢 しょうこくぜんき	特徴	食欲旺盛で、食後すぐに空腹を感じるもの。
	原因	（胃実熱）

②偏食と嗜好
問題017：偏食と嗜好に関して、以下の空欄に言葉を入れて文章を完成させよ。
- 五味の（過不足）により、対応する臓に異常が生じる。
- 五臓のいずれかが虚している場合、対応する（五味）を好むようになる。

③口渇・口乾と飲水
問題018：口渇・口乾と飲水に関して、以下の空欄に言葉を入れて文章を完成させよ。
- 渇きを自覚し、飲水を欲するものを（口渇）という。
- 口渇があり、多飲するものは（実熱）による津液の損傷が起きていると考えられる。
- 渇きを自覚するが、飲水を欲しないものを（口乾）という。
- 口乾は（陰虚）や（痰飲）・（瘀血）などによる津液の輸送・代謝の失調が起きていると考えられる。
- 口渇が強く、多飲多尿で太らないものは（消渇）を疑う。

3）睡眠
①不眠
問題019：不眠に関して、以下の空欄に言葉を入れて文章を完成させよ。
- 不眠は（血虚）や（陰虚）で心神が養われず起こる。

- 入眠困難は（内熱）で起こる。
- 中途覚醒は（血虚）で起こる。

②嗜睡

問題020：嗜睡に関して、以下の空欄に言葉を入れて文章を完成させよ。

- 昼夜を問わず強い眠気があるもので、（嗜眠）ともいう。
- 息切れ、倦怠感、手足の冷えを伴うものは（陽虚）による。
- 頭がぼんやりし、全身が重く、胸腹部につかえ感があるものは（痰湿）による。
- 食後すぐに眠くなるものは（脾胃虚弱）による。

4）二便

①大便

ア．大便の異常

問題021：大便の異常に関して、以下の表を完成させよ。

大便秘結 だいべん ひ けつ	特徴	（便秘）のこと。
	原因	（実熱）、（陰液不足）、（気虚）、（気機の失調）
泄瀉 せっしゃ	特徴	（下痢）のことで、腹瀉ともいう。 五更の刻（午前3時〜5時）に起こるものを（五更泄瀉）という。
	原因	• 慢性的に軟便・水様便、軽度腹痛、喜按を伴うものは（虚証）に属す。 • 急な下痢、強い腹痛、拒按を伴うものは（実証）に属す。 • 泥状便・水様便で食欲不振、倦怠感を伴うものは（脾虚湿盛）による。 • 黄色の水様便、臭いが強く、肛門に灼熱感を伴うものは（大腸湿熱）による。 • 五更泄瀉は（腎陽虚）や（脾腎陽虚）による。
下血 げ けつ	特徴	血便が出るもの。
	原因	• タール様の黒色便・紫暗色の血便は（瘀血）による。 • 鮮紅色のものは、（熱邪）による血脈の損傷が考えられる。 • 膿血様の便は（痢疾）に多い。

②小便

ア．小便の性状

問題022：小便の性状に関して、以下の空欄に言葉を入れて文章を完成させよ。

- 淡黄色で透き通り、特異な臭いがないものが（正常）である。
- 色が薄く透明に近いものは（寒証）に属す。
- 色が濃く黄赤色のものは（実証）に属す。

イ．小便の異常

問題023：小便の異常に関して、以下の表を完成させよ。

尿量増加	・（腎陽虚）、（寒証）、（消渇）で起こる。
尿量減少	・熱・多汗・下痢による（津液の損傷）、（脾・肺・腎）の失調。
小便頻数 （頻尿）	・（腎・膀胱）の機能失調で起こる。 ・尿量少なく黄色のものは（腎陰虚）、（膀胱湿熱）で起こる。 ・尿量多く色が薄いものは（腎気虚）で起こる。 ・夜間頻尿は（腎陽虚）で起こる。
小便自利	・排尿の回数が多く、尿量も多いもの。一日十回以上。
小便不利	・排尿の回数が少なく、尿量も少ないもの。（排尿困難）の総称。
小便閉（癃閉）	・小便が出ない、あるいは出にくいものを癃閉という。 ・水液代謝の異常、（肝鬱気滞）、（瘀血）、結石などで起こる。
余瀝	・（尿漏れ）のこと。 ・（腎気虚（腎気不固））で起こる。
失禁・遺尿	・失禁：（覚醒時）に起こるもの。 ・遺尿：（睡眠時）に起こるもの。

（2）その他の問診事項

1）身体各部位の症状

①五官

ア．目

問題024：目の症状に関して、以下の表を完成させよ。

目赤	特徴	目の充血のこと。
	原因	（熱証）に属す。
もっこん 目昏	特徴	目のかすみ、視力減退、眼精疲労のこと。
	原因	（精血不足）で起こる。
目の痒み	特徴	目の搔痒感のこと。
	原因	（風邪の侵襲）、（血虚による内風）で起こる。
もくじゅう 目渋	特徴	目の乾燥感、異物感のこと。
	原因	（血虚）、（熱邪による陰液の損傷）で起こる。

イ．舌・口

問題025：舌・口の症状に関して、以下の表を完成させよ。

こうたん 口淡	特徴	食べても味がしないもの。
	原因	（脾気虚）で起こる。
こうさん 口酸	特徴	口内に酸味を自覚するもの。
	原因	（食滞）、（肝脾不和）、（肝胃不和）で起こる。
口苦	特徴	口内に苦味を自覚するもの。
	原因	（熱証）、（肝胆湿熱）で起こる。
こうてん 口甜	特徴	口内に甘味を自覚し、粘るもの。
	原因	（脾胃湿熱）で起こる。

ウ．鼻
問題026：鼻の症状に関して、以下の表を完成させよ。

鼻閉	特徴	鼻づまりのこと。
	原因	急性：(外感病)　慢性：(肺気虚)
涕	特徴	鼻汁のこと。
	原因	黄色で粘稠度が高い：(熱証) に属す。 色が薄く水っぽい：(寒証) に属す。 色が薄く粘っこい：(痰湿) で起こる。
衄血 (じくけつ)	特徴	鼻出血のこと。
	原因	(外傷)、(熱邪) で起こる。

エ．耳
問題027：耳の症状に関して、以下の表を完成させよ。

耳聾 (じろう)	特徴	難聴のこと。
	原因	急性発症：(実証)…(風熱、風寒、肝火、痰湿) 除々に発症：(虚証)…(腎精不足)
耳鳴	特徴	耳鳴りのこと。
	原因	急性発症・自覚する音が大きい：(実証) 徐々に発症・自覚する音が小さい：(虚証)

②頭部
問題028：頭部の症状に関して、以下の表を完成させよ。

頭重感	特徴	頭が重い感覚があるもの。
	原因	(湿邪の感受)、(痰湿)
眩暈	特徴	めまいのこと。 目眩：目がかすんで暗転するもの。 頭暈：頭がぐるぐる回るような感覚を自覚するもの。
	原因	(内風)、(腎精不足)、脾の昇清の失調、痰湿

③咽喉部

問題029：咽喉部の症状に関して、以下の表を完成させよ。

喉の詰まり感・閉塞感	特徴	梅の種が詰まっているかのような異物感があるものを（梅核気）という。
	原因	（気滞）、（痰湿）で起こる。
喀血 (かっけつ)	特徴	血塊や鮮血を喀出するもの。
	原因	（肺熱）、（陰虚火旺）で起こる。

④胸部

問題030：胸部の症状に関して、以下の表を完成させよ。

心悸・怔忡	特徴	心悸は動悸、怔忡は心悸が重症化したもの。
	原因	（心の病変）で起こる。
胸悶	特徴	胸苦しさのこと。
	原因	（心・肺の気機の失調）で起こる。

⑤腹部

問題031：腹部の症状に関して、以下の表を完成させよ。

腹満	特徴	外見では分かりづらい腹部の膨満感のこと。
	原因	（脾胃の病変）で起こる。
嘈雑 (そうざつ)	特徴	胸やけのことで、胃の不快感を伴うもの。
	原因	（胃の病変）で起こる。
悪心	特徴	気分が悪いが嘔吐できないもの。
	原因	（胃の病変）で起こる。

⑥全身

問題032：全身の症状に関して、以下の表を完成させよ。

倦怠感・疲労感	特徴	休養しても解消されない疲労のこと。
	原因	（気血の消耗）で起こる。
身重感	特徴	身体が重く感じるもの。
	原因	（湿邪の感受）、（痰湿の停滞）
浮腫	特徴	むくみのこと。
	原因	（痰湿の停滞）

2）汗

①表証の汗

問題033：表証の汗に関して、以下の表を完成させよ。

表虚証の汗		衛気の虚衰で腠理の開闔が機能せず、（有汗）となる。
表実証の汗	表実寒証	腠理が閉じ、（無汗）となる。
	表実熱証	腠理が開き、（有汗）となる。

※悪寒・戦慄の後に見られる全身性の発汗を（戦汗）という。

②裏証の汗

問題034：裏証の汗に関して、以下の表を完成させよ（図4-3）。

自汗	特徴	日中安静時でも発汗しやすいもの。
	原因	（気虚）、（陽虚）で起こる。
盗汗	特徴	（寝汗）のこと。
	原因	（陰虚）で起こる。
大汗	特徴	汗が大量に出るもの。
	原因	（実熱）で起こる。

よく
出るぞ

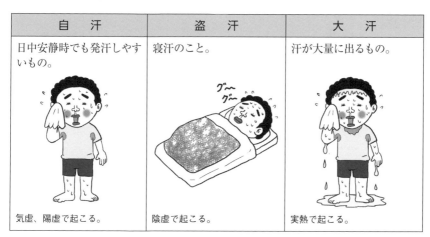

自　汗	盗　汗	大　汗
日中安静時でも発汗しやすいもの。	寝汗のこと。	汗が大量に出るもの。
気虚、陽虚で起こる。	陰虚で起こる。	実熱で起こる。

■図4-3

③局所の汗

問題035：局所の汗に関して、以下の表を完成させよ。

頭汗 とうかん	特徴	頭顔面部に発汗が多いもの。
	原因	（上焦の邪熱）、（中焦の湿熱）で起こる。
手足心汗 しゅそくしんかん	特徴	手掌・足底に発汗があるもの。
	原因	（陰経の鬱熱）、（陰虚）、（脾胃湿熱）で起こる。
半身の汗	特徴	半身に起こる発汗のこと。
	原因	（痰濁）、（瘀血）で起こる。

3）疼痛

問題036：疼痛に関して、以下の空欄に言葉を入れて文章を完成させよ。

- 気血の流れが通じず痛むものを（不通則痛）という。
- 気血が不足し、栄養されず痛むものを（不栄則痛）という。

①部位

ア．頭痛

問題037：頭痛の分類に関して、以下の表を完成させよ（図4-4）。

太陽経頭痛	（後頭部）から項背部にかけて痛むもの。
陽明経頭痛	（前額部）から眉間にかけて痛むもの。
少陽経頭痛	（側頭部）が痛むもの。
厥陰経頭痛	（頭頂部）が痛むもの。

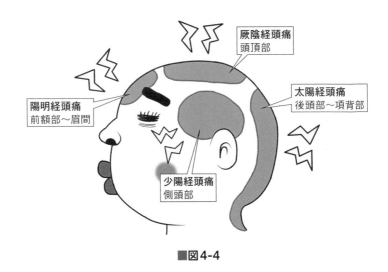

■図4-4

イ．腹痛

問題038：腹痛の分類に関して、以下の表を完成させよ。

胃脘部痛	（胃）の病変を示す。
大腹部痛	（脾・胃）の病変を示す。
小腹部痛	（腎・膀胱・小腸・女子胞）の病証、（任脈・衝脈）の病証を示す。
少腹部痛	（大腸）の病変、（足厥陰肝経）の病証を示す。

ウ．その他の部位の痛み

問題039：その他の部位の痛みに関して、以下の表を完成させよ。

胸痛	・動悸を伴うものは（心）の病変を示す。 ・咳嗽などを伴うものは（肺）の病変を示す。
脇痛	・（肝・胆）の病変を示す。
頚部痛	・前頚部痛は陽明経、側頚部痛は少陽経、後頚部痛は太陽経の病証を示す。
背痛	・主に足太陽膀胱経の病証を示す。
腰痛	・（腎）の病変によるものが多い。 ・前屈・後屈に伴う痛みは（足太陽膀胱経）、（督脈）の病証を示す。 ・回旋に伴う痛みは（足少陽胆経）の病証を示す。
肩痛	・肩前面の痛みは（太陰経）、（陽明経）の病証を示す。 ・肩側面の痛みは（少陽経）の病証を示す。 ・肩後面の痛みは（太陽経）の病証を示す。

②性質

問題040：痛みの性質に関して、以下の表を完成させよ（図4-5）。

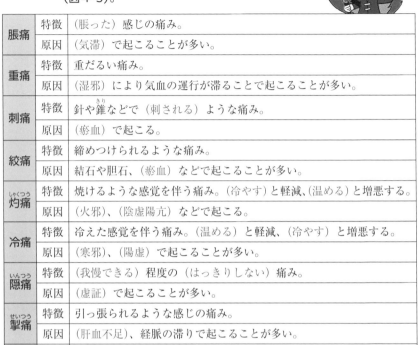

脹痛	特徴	（脹った）感じの痛み。
	原因	（気滞）で起こることが多い。
重痛	特徴	重だるい痛み。
	原因	（湿邪）により気血の運行が滞ることで起こることが多い。
刺痛	特徴	針や錐などで（刺される）ような痛み。
	原因	（瘀血）で起こる。
絞痛	特徴	締めつけられるような痛み。
	原因	結石や胆石、（瘀血）などで起こることが多い。
灼痛	特徴	焼けるような感覚を伴う痛み。（冷やす）と軽減、（温める）と増悪する。
	原因	（火邪）、（陰虚陽亢）などで起こる。
冷痛	特徴	冷えた感覚を伴う痛み。（温める）と軽減、（冷やす）と増悪する。
	原因	（寒邪）、（陽虚）で起こることが多い。
隠痛	特徴	（我慢できる）程度の（はっきりしない）痛み。
	原因	（虚証）で起こることが多い。
掣痛	特徴	引っ張られるような感じの痛み。
	原因	（肝血不足）、経脈の滞りで起こることが多い。
空痛	特徴	空虚感を伴う痛み。（押さえる）と軽減する。
	原因	（腎精不足）、（気血不足）で起こることが多い。
酸痛	特徴	（だるい）感覚を伴う痛み。
	原因	（気血不足）、（湿邪）、（虚証）で起こることが多い。

※按圧で疼痛が増強するものを（拒按）といい、（実証）に属す。
※按圧で疼痛が軽減、消失するものを（喜按）といい、（虚証）に属す。

③特徴

問題041：痛みの特徴に関して、以下の表を完成させよ。

固定痛	（瘀血）、（寒邪）、（湿邪）で起こる。
遊走痛	（気滞）、（風邪）で起こる。
夜間痛	（瘀血）、（寒邪）で起こる。

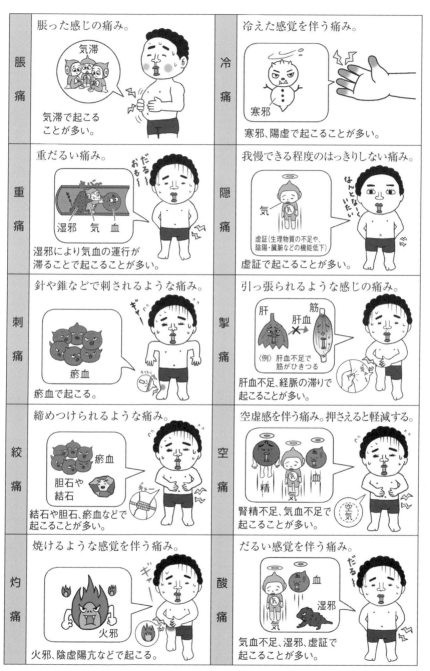

■図4-5

4）女性

①月経

ア．月経周期

問題042：月経周期に関して、以下の表を完成させよ。

経早 （月経先期）	特徴	頻発月経のこと。
	原因	（気虚）、（疏泄の太過）、（動血）で起こる。
経遅 （月経後期）	特徴	稀発月経のこと。
	原因	（血虚）、（寒凝血瘀）、（気滞血瘀）で起こる。
経乱 （前後不定期）	特徴	月経周期が安定しないもの。
	原因	（肝鬱）、（脾腎両虚）、（気滞血瘀）で起こる。
崩漏 （ほうろう）	特徴	不正性器出血のこと。
	原因	（気虚）、（動血）、（統血作用の失調）で起こる。

イ．月経血の量

問題043：月経血の量に関して、以下の表を完成させよ。

月経過多	特徴	経血が多いもの。
	原因	（気虚）、（疏泄の太過）、（動血）で起こる。
月経過少	特徴	経血が少ないもの。
	原因	（血虚）、（寒凝血瘀）、（気滞血瘀）で起こる。

ウ．月経血の色・質

問題044：月経血の色・質に関して、以下の表を完成させよ。

淡紅色・水っぽい	（気血不足）で起こる。
深紅色・粘稠質	（熱証）で起こる。
血塊が混じる	（瘀血）で起こる。
紫暗色	（寒凝血瘀）で起こる。
暗紅色	（気滞血瘀）で起こる。

②帯下（おりもの）

問題045：帯下（おりもの）に関して、以下の表を完成させよ。

量が多い・水っぽい	（痰湿）、（陽虚）で起こる。
白い・粘稠質	（痰湿）で起こる。
黄色っぽい・粘稠質・臭いがある	（湿熱）で起こる。

4. 切診

問題046：切診に関して、以下の空欄に言葉を入れて文章を完成させよ。

- 切診とは、術者の（触覚）や患者が術者に触れられた際に生じた感覚により、心身の状態を知る診察法のことである。
- 切診には（腹診）、（切経）、（経穴診）、（脈診）などが含まれる。

（1）腹診

1）難経系腹診

問題047：難経系腹診に関して、以下の表を完成させよ（図4-6）。

肝病	臍の（左）に動気あり、これを按せば牢く、もしくは痛む。
心病	臍の（上）に動気あり、これを按せば牢く、もしくは痛む。
脾病	臍の（当りて）動気あり、これを按せば牢く、もしくは痛む。
肺病	臍の（右）に動気あり、これを按せば牢く、もしくは痛む。
腎病	臍の（下）に動気あり、これを按せば牢く、もしくは痛む。

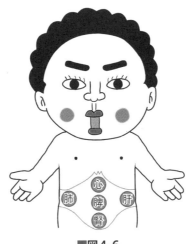

■図4-6

2) 傷寒論系腹診

問題048：傷寒論系腹診に関して、以下の表を完成させよ（図4-7）。

心下痞鞕 しんか ひこう （心下痞硬）	・（心下部）が自覚的につかえ、他覚的に硬いもの。 ・（心・心包）の腹証である。
胸脇苦満 きょうきょう く まん	・（季肋下部）に（充満）感があるもの。 ・（肝）の腹証である。
小腹不仁 しょうふく ふ じん （臍下不仁）	・（下腹部）に力がなく、フワフワし、（知覚鈍麻）があるもの。 ・（腎虚）の腹証とされる。
小腹急結 しょうふくきゅうけつ （少腹急結）	・（左下腹部）に抵抗・硬結があるもの。 ・（瘀血）の腹証とされる。
裏急 り きゅう （腹裏拘急）	・多くは（腹直筋）の異常なつっぱりをいう。 ・（虚労）の際に見られる。

心下痞鞕（心下痞硬）	胸脇苦満
心下部が自覚的につかえ、他覚的に硬いもの。 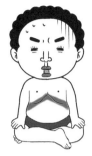 心・心包の腹証である。	季肋下部に充満感があるもの。 肝の腹証である。

小腹不仁（臍下不仁）	小腹急結（少腹急結）
下腹部に力がなく、フワフワし、知覚鈍麻があるもの。 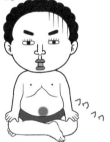 腎虚の腹証である。	左下腹部に抵抗・硬結があるもの。 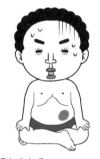 瘀血の腹証とされる。

裏急（腹裏拘急）	
多くは腹直筋の異常なつっぱりをいう。 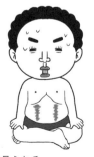 虚労の際に見られる。	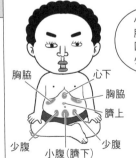 胸脇　心下 胸脇 臍上 少腹　少腹 小腹（臍下） 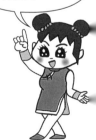 小腹不仁が腎の腹証っていうのが国試によく出てるから必ず覚えてね！

■図4-7

140

(2) 脈診

1) 脈状診

①主な脈状

問題049：主な脈状に関して、以下の表を完成させよ。

脈状	脈象	主病証
浮脈 ふみゃく	軽く指を当てると拍動が感じられるもの。	（表証）、（虚証）
沈脈 ちんみゃく	筋骨の間まで按じると感じられるもの。	（裏証）
遅脈 ちみゃく	脈拍が遅く、1呼吸に（3）拍以下のもの。	（寒証）
数脈 さくみゃく	脈拍が速く、1呼吸に（6）拍以上のもの。	（熱証）
虚脈 きょみゃく	指を押し返す力が（弱い）もの。（無力）ともいう。	（虚証）
実脈 じつみゃく	指を押し返す力が（強い）もの。（有力）ともいう。	（実証）
滑脈 かつみゃく	（玉）を転がしたように、脈の流れが（滑らか）なもの。	（痰湿）、（食滞）
濇脈 しょくみゃく	脈の流れが（悪く）、ざらざらと（渋滞）しているもの。	（血瘀）
弦脈 げんみゃく	琴の（弦）に触れたような、長く真っすぐで（緊張）したもの。	（肝胆病）、（痛証）、（痰飲）
緊脈 きんみゃく	張った（縄）に触れたような、（緊張）して有力なもの。	（実寒）、（痛証）
細脈 さいみゃく	脈幅が小さく、細いが、指にはっきり感じられるもの。	（血虚）
微脈 びみゃく	極めて細く軟らかく、按じると絶えそうなもの。	（虚証）、（陽衰）
洪脈 こうみゃく	浮位で触れ、脈幅が大きく、拍動が勢いよく触れ、去るときに勢いが衰えるもの。	（熱盛）
濡脈 なんみゃく	（浮位）で触れ、脈幅が小さく、軟らかい。（少し按じる）と絶えそうなもの。	（湿証）、（虚証）
弱脈 じゃくみゃく	（沈位）で触れ、脈幅が小さく、軟らかい。（少し按じる）と絶えそうなもの。	（気血両虚）
長脈 ちょうみゃく	脈の長さが寸・関・尺の範囲を超えるもの。	（陽気有余）
短脈 たんみゃく	脈の長さが寸・関・尺の範囲に満たないもの。	（気鬱）、（気虚）

※基本となる脈状を（祖脈）といい、（浮）・（沈）・（遅）・（数）・（虚）・（実）の六脈をいう。
※健康な人の脈を（平脈）という。

第4章　四診

141

2）比較脈診
①六部定位比較脈診
問題050：六部定位比較脈診に関して、以下の表を完成させよ（図4-8）。

ア．六部定位と経脈

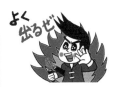

よく出るぞ

左手	部位		右手
経脈			経脈
（手太陽小腸経）	浮	浮	（手陽明大腸経）
（手少陰心経）	沈 寸	沈	（手太陰肺経）
（足少陽胆経）	浮	浮	（足陽明胃経）
（足厥陰肝経）	沈 関	沈	（足太陰脾経）
（足太陽膀胱経）	浮	浮	（手少陽三焦経）
（足少陰腎経）	沈 尺	沈	（手厥陰心包経）

イ．六部定位と臓腑

左手	部位	右手
臓腑		臓腑
（心）（膻中）	寸	（肺）（胸中）
（肝・胆）（膈）	関	（脾・胃）
（腎）（小腹）	尺	（腎）（小腹）

②その他の比較脈診

問題051：その他の比較脈診に関して、以下の空欄に言葉を入れて文章を完成させよ。

• その他の比較脈診には（三部九候診）や（人迎脈口診）がある。

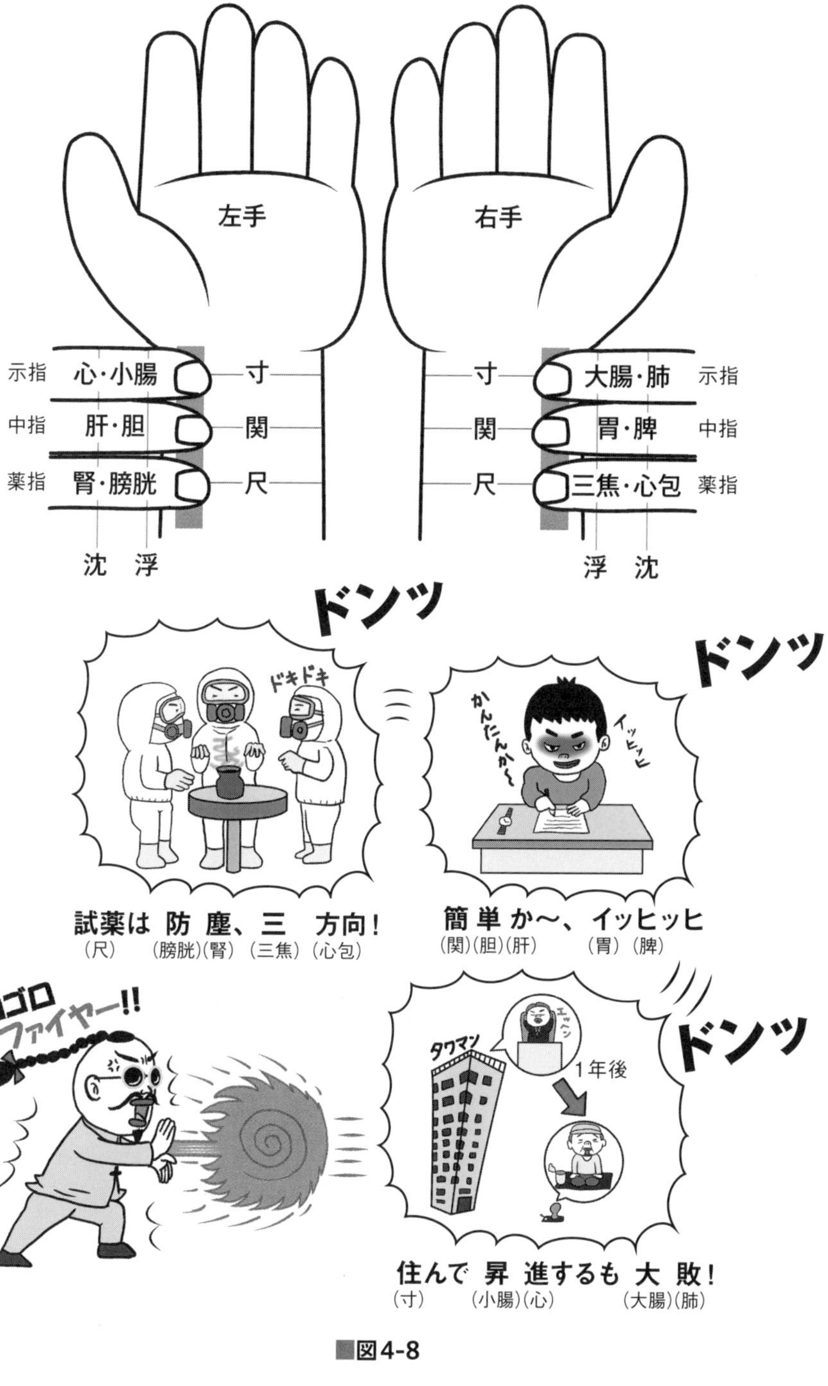

左手　　右手

示指	心・小腸	寸		寸	大腸・肺	示指
中指	肝・胆	関		関	胃・脾	中指
薬指	腎・膀胱	尺		尺	三焦・心包	薬指

沈　浮　　浮　沈

ドンッ

ドキドキ

ドンッ

かんたんか〜
イッヒッヒ

試薬は 防 塵、三　方向！
（尺）　（膀胱）（腎）（三焦）（心包）

簡 単 か〜、イッヒッヒ
（関）（胆）（肝）　（胃）（脾）

ゴロゴロ
ファイヤー!!

ドンッ

タワマン　エミシ

1年後

住んで 昇 進するも 大 敗！
（寸）　　（小腸）（心）　　（大腸）（肺）

■図4-8

143

Memo

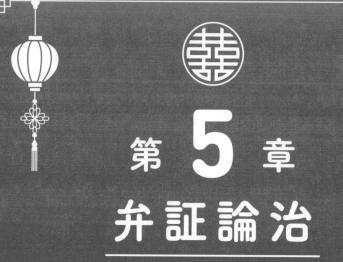

第 **5** 章
弁証論治

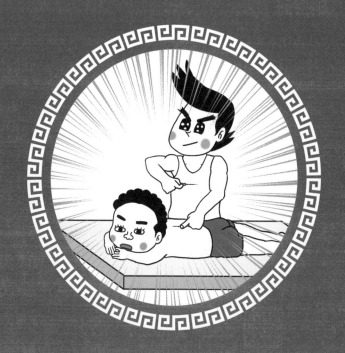

**DERUNII
MUSOU NO
TOUYOUIGAKUGAIRON!**

1. 弁証

問題001：弁証論治に関して、以下の空欄に言葉を入れて文章を完成させよ。

- （弁証）とは、症候を総合的に分析することである。
- （論治）とは、弁証の結果に基づいて治療方針・治療方法を決定し、治療することである。
- 弁証論治では、（四診）から得られた情報を包括的に分析・判断することが重要である。

（1）八綱弁証

問題002：弁証論治に関して、以下の空欄に言葉を入れて文章を完成させよ（図5-1）。

- 八綱弁証とは疾病の（病位）、（病性）、（病勢）などの状況を大まかに弁別して病証の全体像を把握する、各種弁証方法の基礎となる分析方法である。

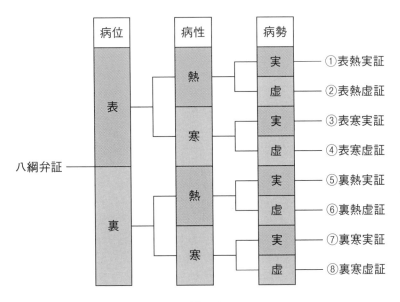

■図5-1

①表裏弁証

問題003：表裏弁証に関して、以下の表を完成させよ（図5-2）。

概念		・主に外感病の進行過程を（病位）によって弁別する方法。 ※表証と裏証の間を（半表半裏証_{はんぴょうはんりしょう}）と表現することがある。
表証	特徴	・病態が（体表）に存在している段階。 ・外邪が（皮毛）、（口）、（鼻）から体内に侵襲して起こる病証。 ・外感病の（初期）によく見られる。 ・発病が（急）で、変化が（早）く、経過が（短）い。
	症候	（発熱）、（悪寒）、悪風、（頭痛）、項強、（身体痛）・鼻閉・（鼻汁）・咽喉部の違和感、（脈浮）
裏証	特徴	・病態が体表よりも（深部）に存在する段階。
	症候	（臓腑の機能失調）、（生理物質の病態）

表裏弁証	
表　　証	裏　　証
外邪が皮毛、口、鼻から体内に侵襲して起こる病証。病態が体表に存在している段階で、外感病の初期によく見られる。発病が急で、変化が早く、経過が短い。	病態が体表よりも深部に存在する段階。

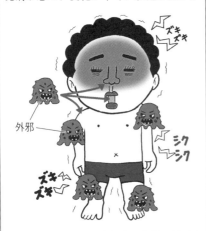

発熱、悪寒、頭痛、身体痛、鼻汁、脈浮などが見られる。	臓腑の機能失調、生理物質の病態。

■図5-2

表証と裏証の間を「半表半裏証」というんだけど、これは六経弁証の少陽病に対応するんだぜ！

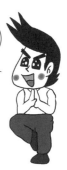

②寒熱弁証

問題004：寒熱弁証に関して、以下の表を完成させよ（図5-3）。

概念	・病因・病症の（性質）、あるいは陰陽の（偏盛）・（偏衰）を弁別する方法。 ※寒証と熱証が同時に存在する病証を（寒熱錯雑証）という。 ※寒熱の偏重がない状態を（平寒平熱証）または（平証）という。	
寒証	特徴	・陰邪の感受（陰盛）、陽気不足（陽虚）で起こる病証。
	症候	（悪寒）、（寒がり）、顔面蒼白、（四肢の冷え）
熱証	特徴	・陽邪の感受（陽盛）、陰液不足（陰虚）で起こる病証。
	症候	（発熱）、（暑がり）、目赤、顔面紅潮、（ほてり）

寒熱弁証	
寒　証	熱　証
陰邪の感受（陰盛）、陽気不足（陽虚）で起こる病証。 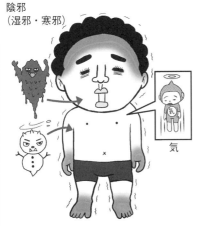 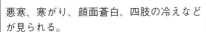	陽邪の感受（陽盛）、陰液不足（陰虚）で起こる病証。 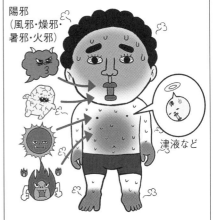
悪寒、寒がり、顔面蒼白、四肢の冷えなどが見られる。	発熱、暑がり、目赤、顔面紅潮、ほてりなどが見られる。

■図5-3

人体の上部が熱、下部が寒、みたいに、寒証と熱証が同時に存在することがあって、これを「寒熱錯雑証」というのよ。

③虚実弁証

問題005：虚実弁証に関して、以下の表を完成させよ（図5-4）。

概念	• 虚とは（不足）・（機能低下）、実とは（有余）・（停滞）・（機能亢進）を表す。 • （生理物質）、（陰陽）、（臓腑）などの虚実を弁別する方法。 • 人体における正気と邪気の（（盛衰）（病勢））を弁別する方法。 ※虚実が同時に存在する病証を（虚実挟雑証）という。	
虚証	特徴	（正気）が虚弱となった病証。
	症候	（自汗）、（喜按）
実証	特徴	（邪気）が旺盛となった病証。
	症候	（無汗）、（排尿の回数減少）、（拒按）。

虚実弁証	
虚　証	実　証
正気（病邪から人体を守る機能）が虚弱となった病証。	邪気（疾病の発病因子）が旺盛となった病証。
邪気 正気	邪気 正気 ええ……
自汗、喜按などが見られる。	無汗、排尿の回数減少、拒按などが見られる。

■図5-4

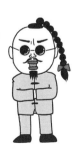

虚証と実証が同時に存在する病証を「虚実挟雑証」という。分かったか？

④陰陽弁証

問題006：陰陽弁証に関して、以下の表を完成させよ。

概念	・八綱を（統括）する。 ・すべての症候を（陰）と（陽）に弁別する方法。	
陽証	特徴	・（表証）・（熱証）・（実証）が含まれる。
陰証	特徴	・（裏証）・（寒証）・（虚証）が含まれる。

(2) 六経弁証

問題007：六経弁証に関して、以下の表を完成させよ（図5-5）。

太陽病	特徴	・外感病の（初期）、八綱弁証では（表寒証）に属す。 ・（風寒）が人体に侵襲し、（正気）と（邪気）が体表で抗争する病証。
	症候	（悪寒）、（発熱）、（頭痛）、項強痛、脈浮
少陽病	特徴	・（半表半裏証）で、表裏の間で（正気）と（邪気）が争い、気機の失調を起こす病証。
	症候	（寒熱往来）、（胸脇苦満）、（口苦）、（目眩）、（脈弦）
陽明病	特徴	・（裏実熱証）で、邪正抗争が激しく病勢が盛んな段階。
	症候	（激しい汗）、（壮熱）、（激しい口渇）、（潮熱）、（大便秘結）、（譫語）、（脈洪）
太陰病	特徴	・（裏虚寒証）の初期段階で、脾陽が損傷され（寒湿）が発生する。
	症候	（食欲不振）、（水様便）、（腹部膨満感）、（咽頭の乾き）
少陰病	特徴	・外感病の（後期）あるいは極まった時期で、正気が衰退した段階。 ・（心腎）の機能低下による病変を呈し、（虚寒証）、（虚熱証）となる。
	症候	（四肢厥冷）、（精神疲労）、（水様便）、（臥床を好む）、心煩、不眠
厥陰病	特徴	・外感病の（末期）に見られる病証。 ・正気の衰退、陰陽の失調により（寒熱錯雑（上熱下寒））が起こる。
	症候	（胸部の不快感）、（激しい口渇）、（四肢厥冷）、（嘔吐）、（下痢）

太陽病

外感病の初期、八綱弁証では表寒証に属す。風寒が人体に侵襲し、正気と邪気が体表で抗争する病証。

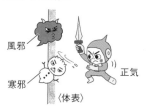

風邪
寒邪
正気
〈体表〉

悪寒、発熱、頭痛、項強痛、脈浮など

少陽病

半表半裏証で、表裏の間で正気と邪気が争い、気機の失調を起こす病証。

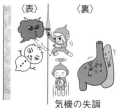

〈表〉　〈裏〉

気機の失調

寒熱往来、胸脇苦満、口苦、目眩、脈弦

太陰病

裏虚寒証の初期段階で、脾陽が損傷され寒湿が発生する。

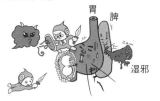

胃　脾

湿邪

食欲不振、水様便、腹部膨満感、咽頭の乾き

陽明病

裏実熱証で、邪正抗争が激しく病勢が盛んな段階。

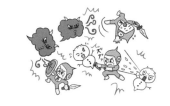

激しい汗、壮熱、激しい口渇、潮熱、大便秘結、譫語、脈洪

少陰病

外感病の後期あるいは極まった時期で、正気が衰退した段階。心腎の機能低下による病変を呈し、虚寒証、虚熱証となる。

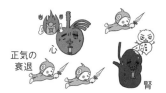

心
正気の衰退
腎

四肢厥冷、精神疲労、水様便、臥床を好む、心煩、不眠

厥陰病

外感病の末期に見られる病証。正気の衰退、陰陽の失調により寒熱錯雑（上熱下寒）が起こる。

正気の衰退

ゲ

陰陽の失調

胸部の不快感、激しい口渇、四肢厥冷、嘔吐、下痢

■図5-5

2. 論治

(1) 治則

1) 扶正去邪

①扶正

問題008：扶正に関して、以下の空欄に言葉を入れて文章を完成させよ。

- 扶正とは（正気）を助けることである。
- 扶正により、（気）を補い、（血）を養い、（精）を補塡することで人体の抵抗力が向上する。

②去邪

問題009：去邪に関して、以下の空欄に言葉を入れて文章を完成させよ。

- 去邪とは（邪気）を取り除くことである。
- 具体的には、（外邪）を追い出す、（瘀血）・（痰湿）・（内熱）を除去することなどである。

③補虚瀉実

問題010：補虚瀉実に関して、以下の空欄に言葉を入れて文章を完成させよ。

- 補虚とは（扶正）のことで、（虚証）に用いられる治則である。
- 瀉実とは（去邪）のことで、（実証）に用いられる治則である。

2) 治病求本・標本同治

問題011：治病求本・標本同治に関して、以下の空欄に言葉を入れて文章を完成させよ。

- （標）とは、疾病の現象を指す。
- （本）とは、疾病の本質を意味する。
- 標を治療することを（標治）という。
- 本を治療することを（本治）という。
- 標治と本治を同時に行うことを（標本同治）という。

①急なれば標を治す（急則治標）

問題012：急則治標に関して、以下の空欄に言葉を入れて文章を完成させよ。

- 標を放置すると本が悪化するおそれがある場合に、標から治療を始めることを（急則治標）という。

②緩なれば本を治す（緩則治本）

問題013：緩則治本に関して、以下の空欄に言葉を入れて文章を完成させよ。

- 病勢が緩徐であれば本治を行うことを（緩則治本）という。

（2）治法

1）生理物質の病証に対する治法

①虚証に対する治法

問題014：虚証に対する治法に関して、以下の表を完成させよ。

病態	治法例
気虚	（補気）、（健脾益気）、益気固表
血虚	（補血）、（養血）
精虚	（固精）、塡精、（補腎固精）、補腎塡精
陰虚	（滋陰）、（清熱滋陰）
陽虚	（温陽）、温陽散寒

②実証に対する治法

問題015：実証に対する治法に関して、以下の表を完成させよ。

病態	治法例
気滞	（行気）、（理気）、（行気活血）、（疏肝理気）
血瘀	（活血）、（化瘀）、（行気活血）、（活血化瘀）
痰	（去痰）、（化痰）、（去痰去湿）、清熱去痰
湿	（去湿）、（化湿）、（利湿）、健脾化湿、健脾利湿

③気機の失調を伴う病態の治法

問題016：気機の失調を伴う病証に対する治法に関して、以下の表を完成させよ。

病態	治法例
気陥	（昇提）、補気昇提
気逆	（降逆）、降逆化痰、降逆止嘔

2）臓腑の病証に対する治法
①各臓腑の治法

問題017：各臓腑の治法に関して、以下の表を完成させよ。

病態	治法例
肝の病証	（疏肝）、（平肝）、（疏肝理気）
心の病証	（養心安神）、（寧心安神）、（清心安神）
脾の病証	（健脾）、（健脾益気）
肺の病証	（宣肺）、（粛肺）、（潤肺）、宣肺解表
腎の病証	（補腎）、（補腎塡精）
胃・中焦の病証	（和胃）、（補中）

3）外感病に対する治法
①六淫の治法

問題018：六淫の治法に関して、以下の表を完成させよ。

六淫	治法例
風	（去風)、（疏風）
寒	（散寒）
暑	（清暑）
湿	（去湿）、（化湿）、（利湿）
燥	（清燥）、（潤燥）
火・熱	（瀉火）、（清熱）

②表証の治法

問題019：表証の治法に関して、以下の空欄に言葉を入れて文章を完成させよ。

・表証に対する治法を（解表）という。

・主として（発汗）させることで体表部の外邪を取り除く治法である。

（3）治療法の概要

1）鍼灸
①補瀉法

問題020：補瀉法に関して、以下の空欄に言葉を入れて文章を完成させよ。

・補法は（虚証）に対して行う。

・瀉法は（実証）に対して行う。

ア．用具の補瀉

問題021：用具の補瀉に関して、以下の空欄に言葉を入れて文章を完成させよ。

・補法では（細）く、（柔らか）い鍼を用いる。

・瀉法では（太）い鍼を用いる。

イ．手技の補瀉

問題022： 手技の補瀉（鍼）に関して、以下の表を完成させよ
（図5-6）。

種類	補	瀉
開闔	抜鍼後に鍼孔を（閉じる）。	抜鍼後に鍼孔を（開く）。
呼吸	呼気時に（刺入）する。 吸気時に（抜く）。	吸気時に（刺入）する。 呼気時に（抜く）。
迎随	経絡の流注の方向に（沿って（＝随））刺入する。	経絡の流注の方向に（逆らって（＝迎））刺入する。
徐疾	（徐々）に刺入し、（疾）く抜く。	（疾）く刺入し、（徐々）に抜く。
浅深	（浅く）入れ、後に（深く）する。	（深く）入れ、後に（浅く）する。
提挿	刺入後、（力強く）、（素早く）押し入れし、（軽い力）で（ゆっくり）引き上げる。	刺入後、（軽い力）で（ゆっくり）刺入し、（力強く）、（素早く）引き上げる。
捻転	刺入後、（細かく）鍼を回転させる。	刺入後、（大きく）鍼を回転させる。
揺動	刺入後、（刺手）を（震わせ）、振動させる。	刺入後、（押手）を（揺るがせる）。

問題023： 手技の補瀉（灸）に関して、以下の表を完成させよ。

補	瀉
・（自然）に燃やす。 ・（小さい）艾炷を用い、底面を（狭く）する。 ・（柔らかく）捻る。 ・灰を（取らず）に重ねてすえる。 ・皮膚に（軽く付着）させる。	・（風）を送り疾く燃やす。 ・（大きい）艾炷を用い、底面を（広く）する。 ・（硬く）捻る。 ・灰を一壮ごとに（取り去り）、すえる。 ・皮膚に（密着）させる。

種類	補	瀉
開闔	抜鍼後に鍼孔を閉じる。 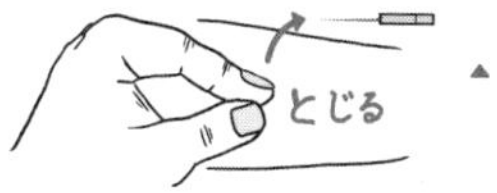 とじる	抜鍼後に鍼孔を開く。 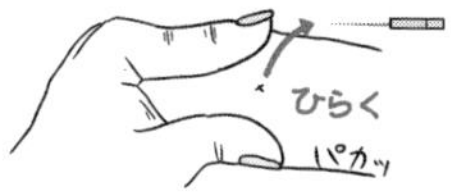 ひらく パカッ
呼吸	呼気時に刺入する。吸気時に抜く。 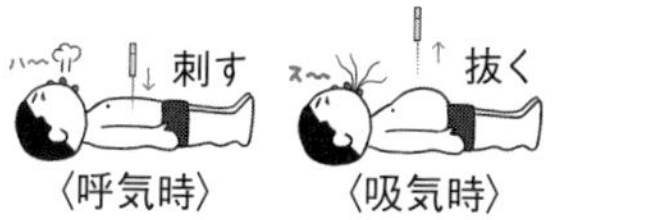 ハーッ 刺す スーッ 抜く 〈呼気時〉 〈吸気時〉	吸気時に刺入する。呼気時に抜く。 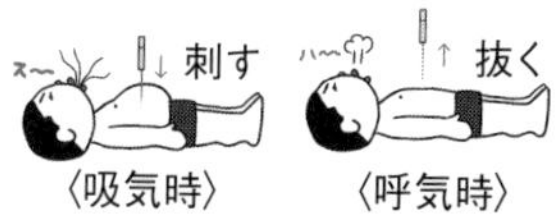 スーッ 刺す ハーッ 抜く 〈吸気時〉 〈呼気時〉
迎随	経絡の流注の方向に沿って（＝随）刺入する。 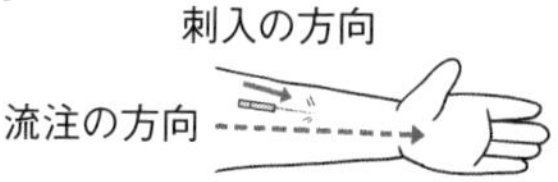 刺入の方向 流注の方向	経絡の流注の方向に逆らって（＝迎）刺入する。 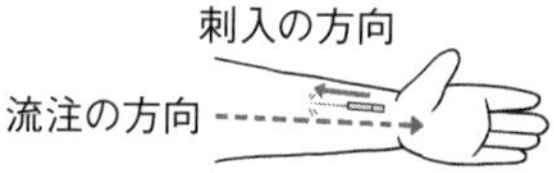 刺入の方向 流注の方向
徐疾	徐々に刺入し、疾く抜く。 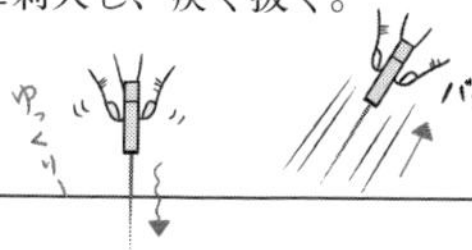 ゆっくり バッ	疾く刺入し、徐々に抜く。 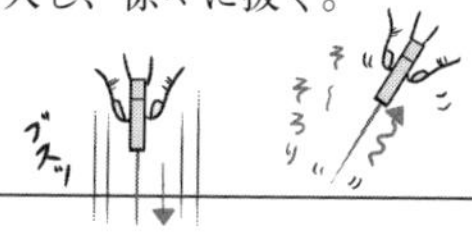 ブスッ そーろりそーろり
浅深	浅く入れ、後に深くする。 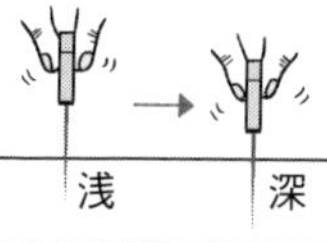 浅 深	深く入れ、後に浅くする。 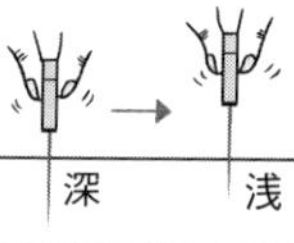 深 浅
提挿	刺入後、力強く、素早く押し入れし、軽い力でゆっくり引き上げる。 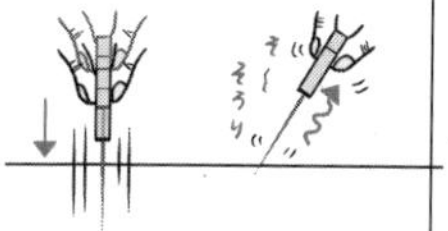 そーろり	刺入後、軽い力でゆっくり刺入し、力強く、素早く引き上げる。 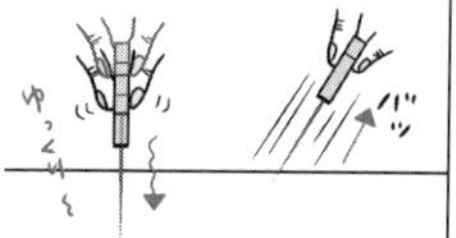 バッ
捻転	刺入後、細かく鍼を回転させる。 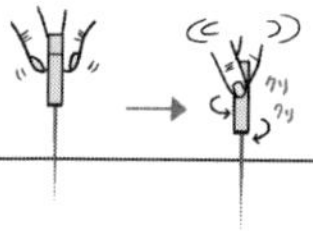 クリクリ	刺入後、大きく鍼を回転させる。 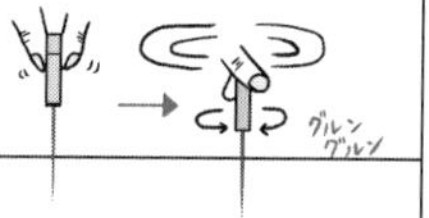 グルングルン
揺動	刺入後、刺手を震わせ、振動させる。 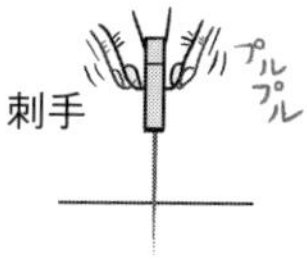 刺手 プルプル	刺入後、押手を揺るがせる。 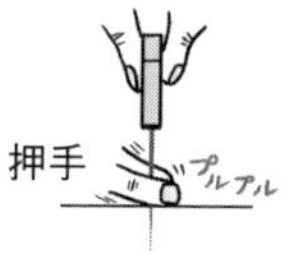 押手 プルプル

■図5-6

ウ. 取穴の補瀉

問題024：『難経』六十九難による取穴の補瀉に関して、
以下の表を完成させよ（図5-7）。

補　　法		瀉　　法	
虚証	選　　穴	実証	選　　穴
肝	• 肝経の合水穴（曲泉） • 腎経の合水穴（陰谷）	肝	• 肝経の滎火穴（行間） • 心経の滎火穴（少府） • 心包経の滎火穴（労宮）
心	• 心経の井木穴（少衝） • 肝経の井木穴（大敦）	心	• 心経の兪土穴（神門） • 脾経の兪土穴（太白）
心包	• 心包経の井木穴（中衝） • 肝経の井木穴（大敦）	心包	• 心包経の兪土穴（大陵） • 脾経の兪土穴（太白）
脾	• 脾経の滎火穴（大都） • 心経の滎火穴（少府） • 心包経の滎火穴（労宮）	脾	• 脾経の経金穴（商丘） • 肺経の経金穴（経渠）
肺	• 肺経の兪土穴（太淵） • 脾経の兪土穴（太白）	肺	• 肺経の合水穴（尺沢） • 腎経の合水穴（陰谷）
腎	• 腎経の経金穴（復溜） • 肺経の経金穴（経渠）	腎	• 腎経の井木穴（湧泉） • 肝経の井木穴（大敦）

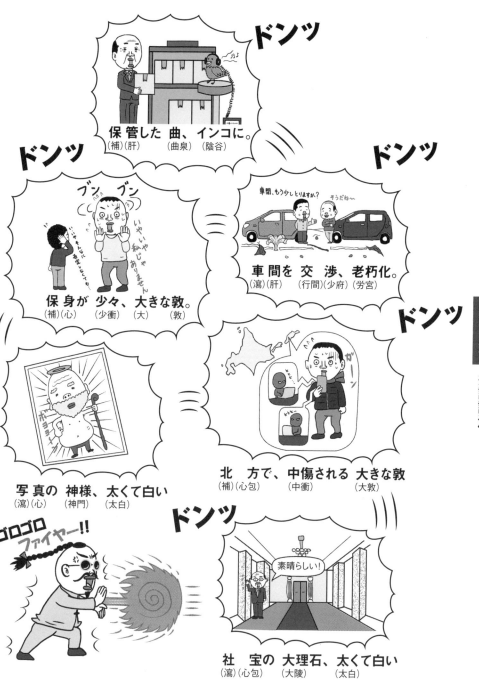

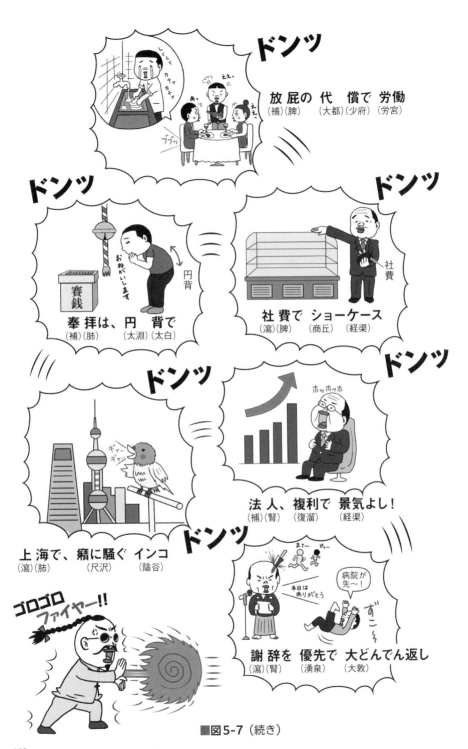

■図5-7（続き）

②古代刺法

ア．九刺（九変に応じる刺法）

問題025：九刺に関して、以下の表を完成させよ（図5-8）。

輸刺 （ゆ し）	五臓の病のとき、毫鍼、員鍼、鍉鍼などで、手足末端近くの（輸穴（榮・兪・原穴））を刺す。
遠道刺 （えんどう し）	病が（上）にあるとき、毫鍼で（膝）周囲、（下合穴）などに刺す。
経刺 （けい し）	経脈が病んだとき、毫鍼で（経脈上）の反応にやや深く刺す。
絡刺 （らく し）	絡脈が病んだとき、毫鍼や三稜鍼（鋒鍼）で（血絡）を浅く刺して瀉す。
分刺 （ふん し）	毫鍼、員鍼で（分肉）に刺す。
大瀉刺 （だいしゃ し）	大膿を（鈹鍼）で瀉す。
毛刺 （もう し）	皮膚の（浮痺）のとき、鑱鍼や毫鍼で皮毛に刺す。
巨刺 （こ し）	経脈が病んでいるとき、（左側）に症状があれば（右側）、（右側）に症状があれば（左側）に刺す。
焠刺 （さい し）	（燔鍼）で痺、特に（筋痺）のとき、圧痛点を刺す。

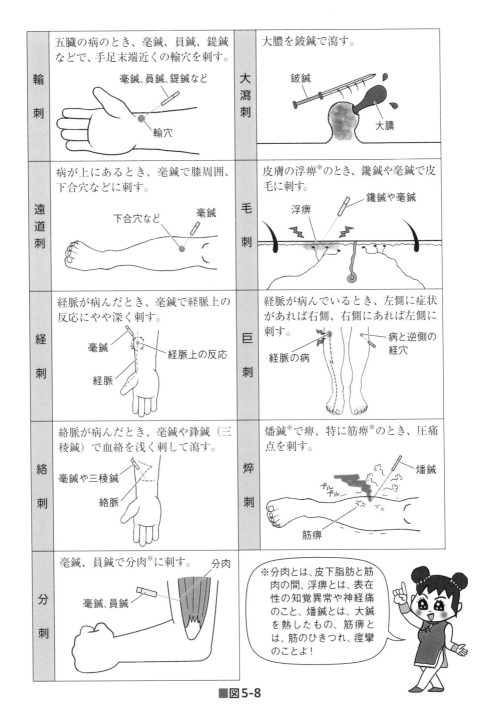

輸刺	五臓の病のとき、毫鍼、員鍼、鍉鍼などで、手足末端近くの輸穴を刺す。 毫鍼、員鍼、鍉鍼など 輸穴	大瀉刺	大膿を鈹鍼で瀉す。 鈹鍼 大膿
遠道刺	病が上にあるとき、毫鍼で膝周囲、下合穴などに刺す。 下合穴など　毫鍼	毛刺	皮膚の浮痺※のとき、鑱鍼や毫鍼で皮毛に刺す。 鑱鍼や毫鍼 浮痺
経刺	経脈が病んだとき、毫鍼で経脈上の反応にやや深く刺す。 毫鍼　経脈上の反応 経脈	巨刺	経脈が病んでいるとき、左側に症状があれば右側、右側にあれば左側に刺す。 経脈の病　病と逆側の経穴
絡刺	絡脈が病んだとき、毫鍼や鋒鍼（三稜鍼）で血絡を浅く刺して瀉す。 毫鍼や三稜鍼 絡脈	焠刺	燔鍼※で痺、特に筋痺※のとき、圧痛点を刺す。 燔鍼 筋痺
分刺	毫鍼、員鍼で分肉※に刺す。 分肉 毫鍼、員鍼		※分肉とは、皮下脂肪と筋肉の間、浮痺とは、表在性の知覚異常や神経痛のこと、燔鍼とは、大鍼を熱したもの、筋痺とは、筋のひきつれ、痙攣のことよ！

■図5-8

164

イ．十二刺（十二経に応じる刺法）

問題026：十二刺に関して、以下の表を完成させよ（図5-9）。

（偶刺）	（心痺）のとき、背部と胸部の圧痛点か反応点に1本ずつ刺す。（兪募配穴）に発展した。
（報刺）	痛むところを手で追いかけ、次々と（繰り返し）刺す。
（恢刺）	（筋痺）のとき、筋に真っすぐ刺してから方向を変えたり、揺り動かしたりして筋を緩める。
（斉刺）	寒気・痺気の範囲が狭く深部にあるとき、その（中心）に一鍼、すぐ（両側）にそれぞれ1本ずつ一直線に刺す。（三刺）ともいう。
（揚刺）	寒気の範囲が博いとき、その中心に1本、四隅から中心に向け水平に近い角度で（寒気）を浮かすように刺す。
（直鍼刺）	寒気の（浅い）とき、皮膚をつまみ、引っ張って刺す。
（輸刺）	気の働きが盛んで（熱）のあるとき、真っすぐ深く刺し、真っすぐに抜く。
（短刺）	（骨痺）のとき、鍼を揺すりながら深く刺して骨に至らせ、鍼で骨を上下にこするようにする。
（浮刺）	（肌肉がひきつって冷える）とき、その傍らに斜めに刺し、浮かせる。
（陰刺）	（寒厥）のとき、左右の太渓に同時に刺す。
（傍鍼刺）	（経過が長く）同じ部位の痺のとき、痛みの中心に1本、すぐ傍らに1本刺す。
（贊刺）	癰物（できもの・はれもの）のとき、何度も繰り返し浅く刺し（出血）させる。

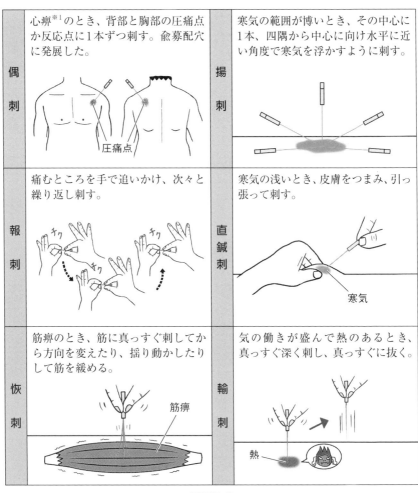

偶刺	心痺※1のとき、背部と胸部の圧痛点か反応点に1本ずつ刺す。俞募配穴に発展した。 圧痛点	揚刺	寒気の範囲が博いとき、その中心に1本、四隅から中心に向け水平に近い角度で寒気を浮かすように刺す。
報刺	痛むところを手で追いかけ、次々と繰り返し刺す。	直鍼刺	寒気の浅いとき、皮膚をつまみ、引っ張って刺す。 寒気
恢刺	筋痺のとき、筋に真っすぐ刺してから方向を変えたり、揺り動かしたりして筋を緩める。 筋痺	輸刺	気の働きが盛んで熱のあるとき、真っすぐ深く刺し、真っすぐに抜く。 熱

■図5-9

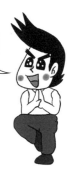

※1 心痺とは、胸部が痛み、強い動悸を感じること。
※2 痺気とは、冷え・痛みのこと。
※3 骨痺とは、骨髄が損なわれ、骨が痛み、重だるいことだぜ！

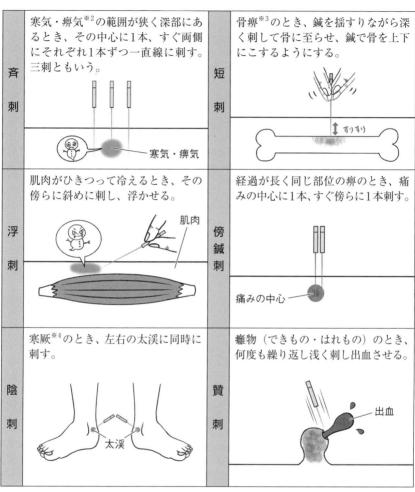

斉刺	寒気・痺気※2の範囲が狭く深部にあるとき、その中心に1本、すぐ両側にそれぞれ1本ずつ一直線に刺す。三刺ともいう。	短刺	骨痺※3のとき、鍼を揺すりながら深く刺して骨に至らせ、鍼で骨を上下にこするようにする。
浮刺	肌肉がひきつって冷えるとき、その傍らに斜めに刺し、浮かせる。	傍鍼刺	経過が長く同じ部位の痺のとき、痛みの中心に1本、すぐ傍らに1本刺す。
陰刺	寒厥※4のとき、左右の太渓に同時に刺す。	賛刺	癰物（できもの・はれもの）のとき、何度も繰り返し浅く刺し出血させる。

■図5-9（続き）

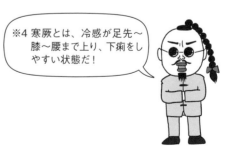

※4 寒厥とは、冷感が足先〜膝〜腰まで上り、下痢をしやすい状態だ！

ウ．三刺

問題027：三刺に関して、以下の空欄に言葉を入れて文章を完成させよ。

- 三刺とは、（陰陽の邪気）を出し、（水穀）の気のめぐりをよくする方法である。
- 三刺は、浅部から深部にかけて（3）回に分けて刺す。
- 1刺目は皮の部を浅く刺し（陽邪）を出す。
- 2刺目は肌肉に至らせ（陰邪）を出す。
- 3刺目は分肉の間に入れて（穀気）を招来する。

エ．五刺（五臓に応じる刺法）

問題028：五刺に関して、以下の表を完成させよ（図5-10）。

かん し （関刺）	• 筋痺のとき、関節部の（筋）に深く刺して緩め、痛みを取る。 • 刺す対象は（筋）であるため、（肝）に応ずる。
ひょうもん し （豹文刺）	• 浅くたくさん刺して（脈）に当て、血をにじませて経絡の血の滞りを取る。 • 刺す対象は（血脈）であるため、（心）に応ずる。
ごうこく し （合谷刺）	• （肌肉）の痺のとき、皮下の肉に鶏の足のように3本の鍼を開いて斜めに刺す。 • 刺す対象は（肌肉）であるため、（脾）に応ずる。
はん し （半刺）	• 極めて浅く素早く刺し、素早く抜いて（皮気）を取る。 • 刺す対象は（皮膚）であるため、（肺）に応ずる。
ゆ し （輸刺）	• （骨痺）のとき、真っすぐ深く刺し（骨）に至らせ、真っすぐ抜く。 • 刺す対象は（骨）であるため、（腎）に応ずる。

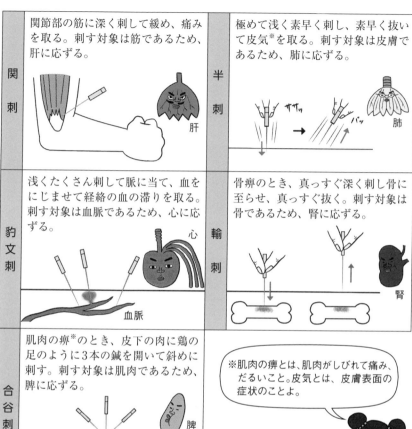

関刺	関節部の筋に深く刺して緩め、痛みを取る。刺す対象は筋であるため、肝に応ずる。 肝	半刺	極めて浅く素早く刺し、素早く抜いて皮気※を取る。刺す対象は皮膚であるため、肺に応ずる。 ササッ → バッ　肺
豹文刺	浅くたくさん刺して脈に当て、血をにじませて経絡の血の滞りを取る。刺す対象は血脈であるため、心に応ずる。 心　血脈	輸刺	骨痺のとき、真っすぐ深く刺し骨に至らせ、真っすぐ抜く。刺す対象は骨であるため、腎に応ずる。 腎
合谷刺	肌肉の痺※のとき、皮下の肉に鶏の足のように3本の鍼を開いて斜めに刺す。刺す対象は肌肉であるため、脾に応ずる。 脾　肌肉		

■図 5-10

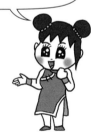

※肌肉の痺とは、肌肉がしびれて痛み、だるいこと。皮気とは、皮膚表面の症状のことよ。

【参考文献】

東洋療法学校協会『東洋医学概論』(医道の日本社)

東洋療法学校協会『経絡経穴概論』(医道の日本社)

明治東洋医学学院編集委員会『国家試験過去問題集　徹底攻略　はり師きゅう師用』(医道の日本社)

明治東洋医学学院編集委員会『国家試験過去問題集　徹底攻略　あん摩マッサージ指圧師用』(医道の日本社)

三浦於菟『実践東洋医学　第1巻　診断篇』(東洋学術出版社)

野々井康治『知りたいこと、いっぱい！東洋医学ポケット用語集』(医道の日本社)

高金亮監修『中医基本用語辞典』(東洋学術出版社)

仙頭正四郎『標準東洋医学』(金原出版)

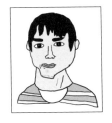

原田　晃（はらだ・あきら）

鍼灸師。筑波大学大学院人間総合科学研究科修了。伝統工芸品の営業、昆虫の研究などの職業を経て、中央医療学園専門学校鍼灸学科に入学。卒業後、東京衛生学園専門学校臨床教育専攻科に進む。その後、お茶の水はりきゅう専門学校に専任教員として着任。現在は同校の副校長を務める。主な著書に『マッスルインパクト』『経穴インパクト』『生理学インパクト』などイラストで楽しく学ぶ「インパクト」シリーズ参考書、『でる兄 魂の解剖学！』（医道の日本社）がある。

イラスト：原田　晃
編集協力：大﨑　正枝
カバーデザイン：掛川　竜
著者似顔絵：キヨシロウ

よく出るぜ！　ここがポイント

でる兄　無双の東洋医学概論！

あん摩マッサージ指圧師、はり師・きゅう師　国家試験対策問題集

2024年7月10日　第1版第1刷発行

著　者　原田　晃
発行者　戸部　慎一郎
発行所　株式会社 医道の日本社
　　　　〒237-0068　神奈川県横須賀市追浜本町1-105
　　　　電話 (046)865-2161　FAX (046)865-2707
　　　　https://www.idononippon.com/
　　　　ISBN978-4-7529-1444-0 C3047

印　刷　シナノ印刷株式会社　落丁・乱丁はお取り替えいたします
©2024 原田晃